甲状腺疾病超声诊断与治疗

王洪波　薛伟力　主编

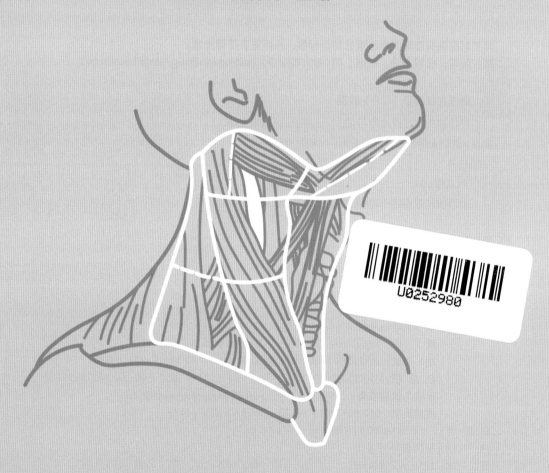

清华大学出版社
北　京

内容简介

近年来我国甲状腺结节、甲状腺癌的发病率持续升高，已经成为重要的公共健康问题。如何高效、准确地进行甲状腺疾病的诊断，是每个医务工作者都需要面对的问题。随着医学技术的不断进步，超声在甲状腺疾病诊断和治疗中发挥着越来越重要的作用。本书共分为9章，涵盖甲状腺的胚胎发生、解剖与生理，正常甲状腺超声表现及颈部淋巴结，甲状腺疾病的概述、病理、超声诊断及治疗等内容。本书详细分析了甲状腺功能异常及炎性病变，重点阐述了甲状腺良、恶性结节的超声特征及其诊断和治疗，详述了符合我国国情和医疗现状的甲状腺影像报告和数据系统。本书作者精心选取了大量具有代表性的病例，以图文结合，辅以动态视频的方式呈现给读者，便于读者更直观地理解和掌握甲状腺超声诊断的技术要点。可提高超声医师及相关临床医师对甲状腺疾病超声诊断与治疗的认识。

希望本书能帮助医务工作者提高甲状腺疾病超声诊治的能力，无论是初学者还是经验丰富的医师在阅读本书的基础上可进行思考、分析，进一步实践验证。同时期待广大读者给予宝贵的建议，您的宝贵建议是我们前行的动力和方向。

图书在版编目（CIP）数据

甲状腺疾病超声诊断与治疗 / 王洪波，薛伟力主编.

北京：清华大学出版社，2024.8. -- ISBN 978-7-302

-67041-4

Ⅰ. R581.04

中国国家版本馆CIP数据核字第2024KR2760号

责任编辑：孙　宇
封面设计：钟　达
责任校对：李建庄
责任印制：刘　菲

出版发行： 清华大学出版社
　　　　网　　　址：https://www.tup.com.cn，https://www.wqxuetang.com
　　　　地　　　址：北京清华大学学研大厦 A 座　　　　邮　　编：100084
　　　　社 总 机：010-83470000　　　　邮　　购：010-62786544
　　　　投稿与读者服务：010-62776969，c-service@tup.tsinghua.edu.cn
　　　　质量反馈：010-62772015，zhiliang@tup.tsinghua.edu.cn
印 装 者： 三河市铭诚印务有限公司
经　　销： 全国新华书店
开　　本： 185mm×260mm　　　　**印　　张：**10.5　　　　**字　　数：**195 千字
版　　次： 2024 年 8 月第 1 版　　　　**印　　次：**2024 年 8 月第 1 次印刷
定　　价： 128.00 元

产品编号：107889-01

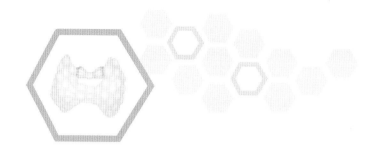

编委会

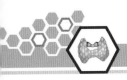

马　饶　哈尔滨医科大学附属第二医院

马宝柱　黑龙江中医药大学附属第一医院

马大坤　哈尔滨医科大学附属第一医院

孟祥微　哈尔滨医科大学附属第四医院

曲溪倩　哈尔滨医科大学附属第二医院

滕　飞　哈尔滨医科大学附属第二医院

田宇航　哈尔滨医科大学附属肿瘤医院

万　明　哈尔滨医科大学附属第二医院

王　昊　哈尔滨医科大学附属第一医院

王　希　哈尔滨医科大学附属第一医院

王　欣　北大荒集团牡丹江医院

王洪波　哈尔滨医科大学附属第二医院

王明华　哈尔滨医科大学附属肿瘤医院

王思莹　哈尔滨医科大学附属第二医院

韦　虹　哈尔滨医科大学附属第二医院

吴　涵　哈尔滨医科大学附属第二医院

吴成威　哈尔滨医科大学附属第二医院

谢昌明　哈尔滨医科大学附属第一医院

邢雨薇　哈尔滨医科大学附属第一医院

薛伟力　哈尔滨医科大学附属第二医院

姚　越　齐齐哈尔市第一医院

张　锋　哈尔滨医科大学附属第一医院

张五岳　哈尔滨医科大学附属第二医院

张喻淇　哈尔滨医科大学附属第二医院

赵　烨　大连市妇女儿童医疗中心（集团）

朱　艳　首都医科大学附属北京儿童医院黑龙江
医院

绘　　图　于泰隆　徐　倩

前　言

甲状腺作为人体重要的内分泌器官，其健康状态直接关系人体的新陈代谢和生长发育。甲状腺疾病的种类繁多，从常见的甲状腺功能异常、甲状腺肿到甲状腺结节，其诊断与治疗一直是医学研究的热点。近年来甲状腺超声技术快速发展，目前已经被广泛应用于甲状腺疾病的筛查、诊断和治疗中，成为现代临床医学重要的组成部分。

本书《甲状腺疾病超声诊断与治疗》的编写，是为了满足广大医务工作者对甲状腺疾病超声诊治技术深入理解的需求，同时也是笔者团队对此方面知识研究及经验的分享。笔者团队一直致力于甲状腺疾病超声诊治相关临床工作，积累了丰富的病例资料，并进行长期临床、病理随访，在查阅大量国内外相关文献的同时，集思广益，凝聚共识，将10余年临床诊治经验的结晶呈现给广大医务工作者，尤其是超声医师。

本书介绍了甲状腺疾病的基本知识、临床表现、超声诊断及临床治疗等内容。在撰写时，笔者团队深知理论与实践相结合的重要性，在兼顾甲状腺超声诊断理论基础的同时，通过病例图像的展示，使抽象的理论内容生动化、具体化。另外，动态图像展示是本书的一大亮点，这些图像不仅是视觉的享受，更是知识的载体，如同一扇扇窗，让读者能直观地观察到甲状腺疾病的各种表现，从而更好地理解超声图像背后的病理学意义，便于读者思考、分析并做出准确的诊断。

"行之力则知愈进，知之深则行愈达"，希望本书能成为广大医务工作者的良师益友，帮助更好地理解和掌握甲状腺超声诊断的技术要点。随着医学技术的不断进步和医疗模式的不断创新，甲状腺超声诊断技术也将迎来新的发展。我们期待更多的专家、学者加入这一研究领域中，让我们不弃微末，久久为功，共同成长，共同推动甲状腺疾病超声诊疗技术迈向更高水平。

由于时间仓促、编者知识水平有限，还有疏漏之处，望广大读者海涵并不吝赐教。

编　者

2024 年 6 月

目　录

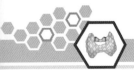

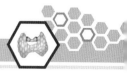

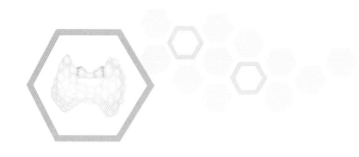

第一章　超声检查基础

一、超声波的定义

　　声波以频率划分，可分为次声波、声波和超声波三大类。频率小于 20 Hz 的声波为次声波，频率范围 20 ～ 20 000 Hz 的声波为正常人耳能听到的声波，频率大于人耳听觉上限（20 000 Hz）的声波定义为超声波。超声诊断通常所用频率范围为 2 ～ 12 MHz。

二、超声波的物理学参数

　　超声波有 3 个基本物理量，即波长（λ）、频率（f）和声速（c）。传播超声波的媒介物质叫作介质。

　　（1）波长是声波在介质中传播时，介质中质点在一个周期时间内所通过的距离，单位为 mm。

　　（2）频率是单位时间内任一给定点上通过的声波或声源振动的次数，单位为 Hz。

　　（3）声速是超声波在介质中的传播速度，即单位时间内超声波传播的距离，单位为 m/s。声速与介质的弹性系数和密度有关，而不受超声波频率的影响，即不同频率的超声波在同一介质中传播时，声速是相同的。超声波在不同介质中传播时声速是不同的，在固体中最快，在气体中最慢。超声波在人体不同软组织中传播时速度也不完全相同，但是相差较小，可忽略不计，所以对于不同的软组织，假定了一个相对的平均传播速度，即 1 540 m/s。临床常见超声波诊断相关介质物理学参数各不相同（表 1-0-1）。

　　波长、频率和声速间的关系为：

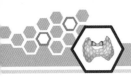

$$c = \lambda f$$

因此，当声速一定时，波长与频率成反比，频率越高，则波长越短，图像分辨力越好，反之亦然。所以，在实际超声检查中，应尽可能使用较高频率的超声探头，以提高图像分辨力。

表 1-0-1　临床常见超声波诊断相关介质物理参数

介质名称	ρ（g/cm^3）	c（m/s）	Z[×10^{5}rayl, g/（cm$^2 \cdot$ s）]
空气	0.001 29	332	0.000 428
石蜡油	0.835	1 420	1.186
脂肪	0.955	1 476	1.410
羊水	1.013	1 474	1.493
人体软组织	1.016	1 500	1.524
生理盐水	1.002	1 534	1.537
肝脏	1.050	1 570	1.648
血液	1.055	1 570	1.656
肌肉	1.074	1 568	1.684
晶状体	1.136	1 650	1.874
颅骨	1.658	3 360	5.570

（4）声压（sound pressure）。任何介质不受外力作用时，介质所具有的压强称为静态压强，声波在传播过程中可引起介质质点压强的变化，介质中有声波传播时的压强与没有声波传播时的静态压强之差，称为声压，以 P 表示。

$$P = P_1 - P_0 = \rho c v$$

其中，ρ 为介质密度，c 为声速，v 为质点振动速度。

超声波在介质中的传播（以纵波为例），在稠密区域，压强大于静压强，声压为正值；在稀疏区域，压强小于静压强，声压为负值。声压是单位面积上介质受到的压力，为衡量介质中声波强弱的物理量。

（5）声强（sound intensity）。在声波传播方向上单位时间内垂直通过单位面积的超声能量称为声强，用 I 表示。声强和声压的关系可由以下公式表示：

$$I = \frac{P_2}{\rho c}$$

声强是表示超声波强弱的客观物理量，声强与频率的平方成正比，频率越高，超声波的强度越大，质点的振幅也越大，声波传播时介质中的声压变化也越大。由于声强过大可损伤正常组织细胞，所以国际上规定诊断超声安全剂量 < 20 mW/cm^2。

（6）声阻抗（acoustic impedance）是声波重要的物理学参数，用 Z 表示，是

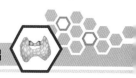

声场中声压与质点振动速度之比，即：$Z = \dfrac{P}{v}$，因 $P = \rho c v$，故 $Z = \rho c$。

由此可见，介质的声阻抗与其密度密切相关，介质密度越大，声阻抗越大，因此固体的声阻抗最大，液体次之，气体最小。两种介质间声阻抗的差异称为声阻抗差，形成声学界面的两种介质的声阻抗差值 > 0.1% 时，即可使入射的超声波发生反射，因此声阻抗差越大，界面反射的超声波强度越大，超声仪器所接收的回波信号越强。对于给定的声学界面，界面的反射系数 R 可由下列公式计算得出：

$$R = \left(\frac{Z_2 - Z_1}{Z_2 + Z_1} \right)^2$$

气体的声阻抗值为 0.000 428，软组织的声阻抗值为 1.524，故软组织与气体间的界面反射系数特别大，超声波在该界面几乎发生全反射（图 1-0-1）。因此，在进行超声检查时，探头与体表间不能留有空隙，以防超声波在体表大量反射而没有足够的声能到达被检查的部位，这是超声检查时必须使用耦合剂的原因。

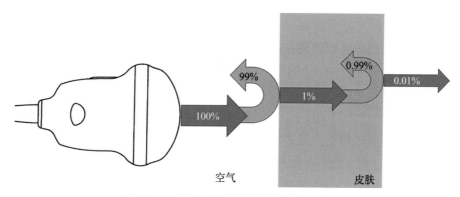

图 1-0-1　空气 – 皮肤界面超声波反射示意图

三、声场（sound field）

超声波在介质中传播时，声波所及的区域称为声场，声场可分为近场和远场两部分。接近探头区域，声压与质点振动不同相，声强起伏变化大，称为近场；远离探头区域，声压与质点振动同相，声强起伏变化小，称为远场。近场声能分布不均匀，严重影响诊断。由于远场声束扩散角的存在，逐渐向周围空间扩散，但其横切面上的声能分布比较均匀。

近场长度（L）取决于超声频率和声源的半径，公式如下：

$$L = \frac{r^2 f}{c} = \frac{r^2}{\lambda}$$

其中 r 为声源半径。

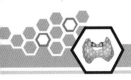

超声束的传播具有指向性，近场长度和声束的扩散角决定其指向性优劣程度。扩散角是声场主声束与相邻副瓣声束间切线的夹角，以 θ 表示。超声频率越高，波长越短，则近场越长，扩散角越小，声束的指向性越好。

四、超声波的基本物理特性

（一）反射、透射与折射

超声波在传播过程中，遇到两种不同声阻抗介质所构成的声学界面时，一部分超声波会返回到前一介质中，称为反射（reflection）；另一部分超声波穿过界面进入后一介质中并继续传播，称为透射。反射是超声成像的基础。当超声波垂直入射到声学界面时，探头接收到的反射信号最强。当超声波不是垂直入射到声学界面时，透射的声波会偏离入射声波方向而传播，称为折射（refraction）。当超声波垂直入射到声学界面时，透射的声波沿入射声波方向传播，不发生折射。超声波折射的程度取决于声波在两种介质中传播时声速的差值，声速差值越大，折射角也越大。

（二）散射与绕射

超声波在传播过程中，经过粗糙界面或远小于波长的小界面（如红细胞、超声造影剂微泡等）时，会产生散射（scattering）。散射波为球面波，朝向各个方向，只有朝向探头的散射信号才能被检测到，称为背向散射。利用超声波的散射能显示器官、病变内部的微小结构。

超声波传播过程中遇到障碍物边缘时，传播方向发生弯曲，即超声波绕过障碍物继续前进的现象为绕射（diffraction），又称为衍射。超声波的波长越长，绕射现象越显著；反之亦然。因绕射不产生反射，在临床检查时，应根据靶目标的大小选择适当频率的探头，以提高图像的分辨力。

（三）吸收与衰减

声波在传播过程中，由于"内摩擦"或黏滞性，声能转换成热能，使总的超声能量逐渐减弱，称为吸收。声波在介质中传播时，声能随传播距离增大而减小的现象，称为衰减。引起声波衰减的原因很多，主要包括超声波的吸收、小界面的散射、大界面的反射及声束的远场扩散等。随声波传播距离增加而产生衰减的比率称为衰减系数。衰减系数取决于组织类型和超声波的频率。组织类型不同，

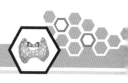

衰减系数不同,人体组织声衰减的规律是骨＞软骨＞肌肉＞肝脏＞脂肪＞血液＞尿液。超声波的频率也是引起衰减的一个重要因素,高频超声衰减系数比低频超声大,这正是高频超声穿透力低的原因,所以超声检查时,对浅表组织器官如甲状腺、乳腺等,选用较高频率的探头,以提高图像分辨力,而对肝脏、胰腺等深部组织脏器,一般选用较低频率的探头,因为较低频率的超声波有良好的穿透力,有利于观察深部组织结构。

五、超声波的生物学效应

当一定强度的超声波在生物组织内传播时,通过超声波与生物组织的相互作用,引起生物组织的功能和结构发生变化,称为超声波的生物学效应。超声波在生物组织内传播时主要产生 3 种生物学效应:机械效应、热效应及空化效应。

1. 机械效应

超声振动使组织质点交替压缩和拉伸,形成压力变化,称为机械效应。机械效应会影响生物组织的结构和功能。

2. 热效应

生物组织对超声波具有吸收作用,使部分声能转化为热能,生物组织温度升高,该效应常用于理疗和高强度聚焦超声治疗肿瘤。

3. 空化效应

存在于液体中的微小气泡在超声波的作用下会产生周期性震荡,最终高速崩裂的过程称为超声的空化效应。在此过程中,会产生局部高温高压现象,此外还伴随强大冲击波、高速微射流、自由基的产生,使细胞损伤、破裂、DNA 断裂,导致组织损伤。

参考文献

［1］姜玉新, 张运. 超声医学[M]. 北京: 人民卫生出版社, 2015.

［2］侯秀娟, 王洪波. 乳腺疾病超声诊断图谱[M]. 北京: 清华大学出版社, 2023.

［3］曹海根, 王金锐. 实用腹部超声诊断学[M]. 北京: 人民卫生出版社, 2009.

［4］Aldrich JE. Basic physics of ultrasound imaging[J]. Crit Care Med, 2007, 35(5 Suppl): S131-S137.

［5］Lawrence JP. Physics and instrumentation of ultrasound[J]. Crit Care Med, 2007, 35(8 suppl): S314-S322.

［6］Lieu D. Ultrasound physics and instrumentation for pathologists[J]. Arch Pathol Lab Med, 2010, 134(10): 1541-1556.

第二章 甲状腺的胚胎发生、解剖与生理

第一节 甲状腺的胚胎与组织学

人类甲状腺发生于前肠内胚层，在胚胎第4周初，内胚层细胞增生从咽底壁正中线出芽，形成一伸向尾侧的盲管，即甲状腺原基，称为甲状舌管。甲状腺原基沿颈前区向尾部生长，末端向两侧膨大，形成左右甲状腺侧叶。第7周时甲状腺原基退化消失，在起始处残留一浅凹，称舌盲孔，中部保留形成峡部，连接甲状腺两侧叶。第11周时甲状腺滤泡出现，内含胶质。

甲状腺的发育，一般按滤泡形成和胶质产生分为3个阶段。胶质前期：7 ~ 12周，腺体由细胞索及原始滤泡组成；早期胶质产生期：12 ~ 13周，除细胞索与原始滤泡外，尚有含胶质的滤泡；滤泡生长成熟期：13周以后，滤泡增大，含胶质的滤泡随胎龄增长而增多。

甲状腺实质由大量甲状腺滤泡组成，甲状腺表面薄层结缔组织伸入腺实质内将腺体分为若干小叶，每个小叶含有20 ~ 40个滤泡。滤泡间有少量疏松结缔组织和丰富的有孔毛细血管（图2-1-1）。滤泡上皮细胞合成和分泌甲状腺激素，即透明的碘化甲状腺球蛋白胶质。功能活跃时滤泡上皮细胞呈柱状，腔内胶质减少；反之呈扁平状，腔内胶质增多。

甲状腺还含有滤泡旁细胞（C细胞），位于甲状腺滤泡间和滤泡上皮间，细胞较大，银染色时胞质内有黑色的嗜银颗粒或嗜铬颗粒。滤泡旁细胞以胞吐的方式释放降钙素。降钙素促进成骨细胞活动，使骨盐沉积；抑制胃肠道和肾小管吸收钙离子，使血钙浓度降低。

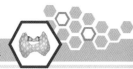

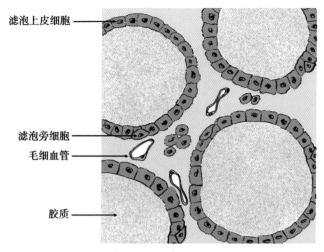

滤泡上皮细胞

滤泡旁细胞
毛细血管

胶质

图 2-1-1　甲状腺组织学示意图

第二节　甲状腺的解剖

　　甲状腺是人体最大的内分泌腺，位于颈前部，红褐色，由左右两侧叶及峡部组成，呈 H 形。甲状腺两侧叶位于喉下部和气管颈部的前外侧，上达甲状软骨中部，下至第 6 气管软骨环，峡部多位于第 2～4 气管软骨环的前方，少数人的甲状腺峡部可缺如。约 50% 的甲状腺峡部向上伸出一锥状叶，长短不一，长者可达舌骨平面，为甲状舌管下降过程中的残留。有时侧叶下极可至胸骨柄后方，称为胸骨后甲状腺。

　　甲状腺具有两层被膜，外层由气管前筋膜（颈深筋膜）包绕甲状腺形成，即甲状腺鞘，又称甲状腺假被膜。内层为纤维囊，是甲状腺自身的被膜，即真被膜，其直接贴覆于甲状腺组织表面，并深入甲状腺实质，将腺组织分隔成若干小叶。两者间形成的间隙为鞘囊间隙，内有疏松结缔组织、血管、神经及甲状旁腺。假被膜在两侧叶内侧及峡部后方增厚形成甲状腺悬韧带，将甲状腺固定于喉及气管壁上，吞咽动作时腺体随之上下移动。

　　甲状腺主要由甲状腺上动脉和甲状腺下动脉供血。甲状腺上动脉多起自颈外动脉，少数可起自颈动脉分叉处及颈总动脉，走行至甲状腺上极附近分为前、后两支，分别分布于腺体的前面及背面。甲状腺下动脉通常起自甲状颈干，少数可直接起源于头臂干或主动脉弓，于甲状腺后缘下部分成上、下两支，上支与甲状腺上动脉的后支吻合，下支则走行于甲状腺腺叶下极。3%～10% 的人可见甲状

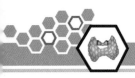

腺最下动脉，常起源于头臂干、主动脉弓等，分布于甲状腺下极及峡部（图2-2-1）。

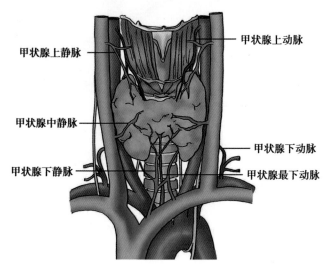

甲状腺上静脉 —— 甲状腺上动脉

甲状腺中静脉 ——

甲状腺下静脉 —— 甲状腺下动脉
甲状腺最下动脉

图 2-2-1　甲状腺解剖结构示意图

　　甲状腺的静脉引流是通过发育良好的甲状腺静脉丛进行的，包括甲状腺上、中、下静脉。甲状腺上静脉自甲状腺上部发出，与甲状腺上动脉并行，汇入颈内静脉或面静脉。甲状腺中静脉常起自甲状腺侧叶的中、下1/3交界处，最后汇入颈内静脉。甲状腺下静脉自甲状腺下部发出，分别汇入左、右无名静脉。峡部的静脉常与两侧叶的甲状腺下静脉在气管前相互吻合，形成甲状腺奇静脉。

　　甲状腺周围神经主要包括喉返神经、喉上神经及颈交感神经。喉返神经为迷走神经入胸后的分支，与甲状腺下动脉伴行，其终末支也称喉下神经。左喉返神经在主动脉弓下缘由前向后包绕主动脉弓返回至颈部；右喉返神经在锁骨下动脉前方向后绕过右锁骨下动脉返回至颈部。左、右喉返神经在甲状腺两侧叶深面入喉，为喉肌主要运动神经，单侧损伤，患侧声带麻痹，可引起声音嘶哑；双侧受损，可使双侧声带麻痹，导致严重呼吸困难。

　　喉上神经起自迷走神经下神经节，在舌骨大角水平分为内、外两支。内支主要为感觉神经，与喉上动脉伴行，穿甲状舌骨膜入喉，分布于喉黏膜，损伤后上喉部黏膜感觉丧失，饮水易呛咳。外支细小，为特殊内脏运动神经，与甲状腺上动脉伴行，支配环甲肌及咽下缩肌，损伤后导致声音低顿、呛咳。

　　颈交感干位于颈动脉鞘后方，由颈上、中、下3个神经节及连接于神经节间的节间支构成。交感神经属于自主神经，当甲状腺肿大向后外方压迫或手术损伤颈交感干时可出现 Horner 征，即患侧瞳孔缩小、眼睑下垂、眼球内陷、面部无汗等。

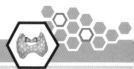

第三节　甲状腺的生理功能

甲状腺实质主要由甲状腺滤泡组成，滤泡上皮细胞有合成、贮存和分泌甲状腺激素的功能。甲状腺激素包括四碘甲状腺原氨酸（T_4）和三碘甲状腺原氨酸（T_3），体内合成甲状腺激素的主要原料是碘和甲状腺球蛋白，碘主要来源于食物，甲状腺球蛋白由甲状腺滤泡上皮细胞分泌。T_4 是甲状腺激素的主要形式，全部由甲状腺分泌，而 T_3 仅 20% 直接来自甲状腺，其余 80% 在外周组织中由 T_4 经脱碘代谢转化而来。正常情况下，血清中 99.96% 的 T_4 以与蛋白结合的形式存在，结合型甲状腺激素是其贮存和运输形式，游离型甲状腺激素则是甲状腺激素的活性部分，直接反映甲状腺的功能状态。T_3 是最活跃的甲状腺激素，作用快而强，持续时间较 T_4 短，T_4 作用慢而弱，但持续时间长。T_3 和 T_4 的释放受促甲状腺激素（TSH）的调节。低血 T_3 和 T_4 水平刺激下丘脑释放促甲状腺激素释放激素（TRH），从而触发垂体前叶分泌 TSH。TSH 反过来刺激甲状腺分泌 T_3 和 T_4。而 T_3 和 T_4 水平的增加会减少 TSH 的产生和分泌（图 2-3-1）。

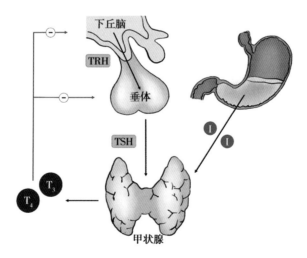

图 2-3-1　甲状腺激素分泌的分级调节

甲状腺激素的生物学功能十分广泛，具有促进机体新陈代谢，维持机体的正常生长发育，对骨骼和神经系统活动也有较大影响。甲状腺激素还可使心率增快、心肌收缩力增强，增加心脏做功。此外，甲状腺激素还可影响胰岛、肾上腺皮质、甲状旁腺等内分泌腺的分泌及生殖系统。

当甲状腺功能异常时，分泌甲状腺激素过多或过少，均导致机体出现一系列症状。甲状腺激素水平减低，即甲状腺功能减退，其特征为代谢率低、乏力、四肢发冷、心率变慢、智力及生长发育受限等；甲状腺激素水平异常升高，即甲状腺功能亢进，机体代谢率升高，容易亢奋、身体过热、出汗、心率加快、腹泻、体重减轻等。

甲状腺滤泡旁细胞（C 细胞）分泌降钙素。主要生理功能为促进成骨细胞活动，使钙盐沉积于骨质内，并抑制肾小管和胃肠道对钙的吸收，抑制破骨细胞的活性，从而使血钙降低。降钙素在血钙水平升高时降低血钙水平，调节血液中钙离子的浓度，与甲状旁腺素（PTH）及维生素 D 等因子共同维持内环境中钙离子的平衡。

参考文献

［1］李继承, 曾园山. 组织学与胚胎学[M]. 9版. 北京: 人民卫生出版社, 2018.

［2］丁文龙, 刘学政. 系统解剖学[M]. 9版. 北京: 人民卫生出版社, 2018.

［3］燕山, 詹维伟, 周建桥. 甲状腺与甲状旁腺超声影像学[M]. 北京: 科学技术文献出版社, 2009.

［4］中华医学会内分泌学分会,《中国甲状腺疾病诊治指南》编写组. 中国甲状腺疾病诊治指南——甲状腺疾病的实验室及辅助检查[J]. 中华内科杂志, 2007, 46(8): 697-702.

［5］Youn YK, Lee KE, Choi JY. Color atlas of thyroid surgery. Open, endoscopic and robotic procedures[M]. Springer, 2014.

［6］Standring S. Gray's anatomy: The anatomical basis of clinical practice (fourty-second edition) [M]. Elsevier, 2021.

［7］Zuhal O, Servet C, Figen G, et al. Anatomical and surgical aspects of the lobes of the thyroid glands[J]. Eur Arch Otorhinolaryngol, 2011, 268(9): 1357-1363.

［8］Fagman H, Nilsson M. Morphogenesis of the thyroid gland [J]. Mol Cell Endocrinol, 2010, 323(1): 35-54.

［9］Gabor S. Genetics of normal and abnormal thyroid development in humans[J]. Best Pract Res Clin Endocrinol Metab, 2014, 28(2): 133-150.

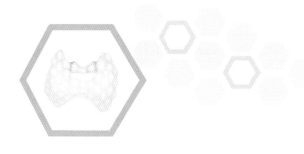

第三章　正常甲状腺超声表现及颈部淋巴结

第一节　正常甲状腺超声表现

甲状腺位于颈前下方软组织内，由浅至深，依次为皮肤、浅筋膜、颈前肌群，正中深部为甲状腺腺叶，其后方可见气管的弧形暗区。气管偏左为食管，呈半月形。甲状腺两侧叶的后外方为颈动脉鞘。

正常甲状腺超声表现如图 3-1-1。

形态：颈前正中横切面甲状腺呈马蹄形或蝶形，两侧叶基本对称，与中央偏长的峡部相连。纵切面甲状腺呈上窄下宽的锥形。

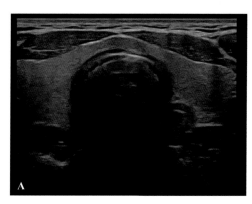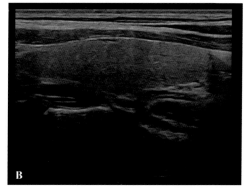

图 3-1-1　正常甲状腺超声横切面（A）及纵切面（B）

被膜：甲状腺具有两层被膜，为一薄而光滑的高回声带，周围肌群为低回声。

腺体回声：正常甲状腺实质为细弱密集的中等回声，分布均匀，回声水平与正常颌下腺相似，高于颈部带状肌回声水平。

血供：甲状腺实质内可见弥漫分布的点状、短棒状或条状血流信号（图 3-1-2）。甲状腺上、下动脉为搏动性动脉血流，呈陡直的单向单峰频谱，上升较快，下降较慢，收缩期峰值流速为 30 ~ 50 cm/s。

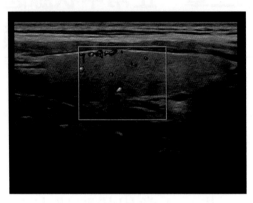

图 3-1-2　正常甲状腺超声实质内血流信号

甲状腺大小正常值：前后径为 10 ~ 20 mm，左右径为 15 ~ 20 mm，上下径为 35 ~ 50 mm，峡部前后径（厚度）为 2 ~ 4 mm。

甲状腺扫查方法：患者仰卧位，颈部后伸，充分暴露颈前区。扫查甲状腺一侧腺叶时，可将患者头部转向对侧，便于扫查。甲状腺双侧叶和峡部应在横切面和纵切面上全面扫查，不应遗漏锥状叶。

第二节　颈部淋巴结

一、颈部淋巴结临床分区

1991 年，美国耳鼻咽喉头颈外科基金学院提出了颈部淋巴结分区方案，将颈部淋巴结分为六区。1997 年美国癌症联合委员会（American Joint Committee on Cancer，AJCC）在其基础上增加了上纵隔淋巴结，将颈部淋巴结分为七区，目前学术界广泛采用颈部淋巴结的七区分区法（图 3-2-1），具体分区如下。

Ⅰ区：包括颏下淋巴结及下颌下淋巴结，由二腹肌前腹与后腹围绕，上界为下颌骨，下界为舌骨体下缘。Ⅰ区以二腹肌前腹为界分为两部分，二腹肌前腹内侧缘之间、舌骨体下缘上方为Ⅰa区；二腹肌前腹与颌下腺后缘之间、舌骨下缘上方为Ⅰb区。

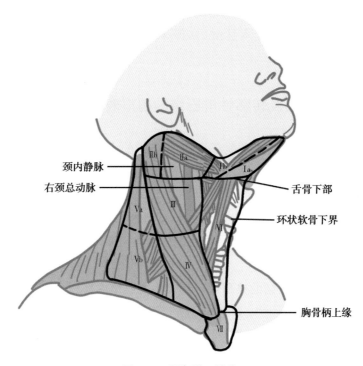

图 3-2-1 颈部淋巴结分区

Ⅱ区：颈内静脉上组淋巴结，上界为颅底，下界为舌骨体下缘（颈动脉分叉），前界为胸骨舌骨肌外侧缘（颌下腺后缘），后界为胸锁乳突肌后缘。Ⅱ区以副神经（颈内静脉后缘）为界分为Ⅱa和Ⅱb区。

Ⅲ区：颈内静脉中组淋巴结，上界为舌骨体下缘，下界为环状软骨下缘（肩胛舌骨肌与颈内静脉交叉处），前后界与Ⅱ区相同。

Ⅳ区：颈内静脉下组淋巴结，上界为环状软骨下缘（肩胛舌骨肌与颈内静脉交叉处），下界为锁骨上水平，前后界与Ⅱ区相同。

Ⅴ区：颈后三角淋巴结，包括枕后三角区及锁骨上淋巴结。位于锁骨、胸锁乳突肌后缘与斜方肌前缘围成的三角区内。Ⅴ区以肩胛舌骨肌后腹为界分为Ⅴa和Ⅴb区，肩甲舌骨肌与颈内静脉交叉水平之上为Ⅴa区，水平之下为Ⅴb区。

Ⅵ区：颈前中央区淋巴结，包括喉前、气管前、气管旁和气管食管沟内的淋巴结。上界为舌骨体下缘，下界为胸骨上切迹，外侧界为颈动脉鞘内侧缘。

Ⅶ区：上纵隔淋巴结，上界为胸骨上切迹，下界为主动脉弓水平，外侧界为颈总动脉。

甲状腺癌颈部淋巴结转移最常见于颈前中央区（Ⅵ区），但由于颈前中央区淋巴结位置较深、体积较小及受气管内气体干扰,超声诊断效能通常低于颈侧区。颈侧区淋巴结转移多发生于Ⅲ区及Ⅳ区,Ⅱ区次之,Ⅱ区淋巴结较易因口腔炎症发生反应性增生,需仔细鉴别。Ⅴ区淋巴结转移较少,多发生在颈部有广泛淋巴结转移的情况下。

二、正常颈部淋巴结及转移性淋巴结的超声表现

超声检查是诊断甲状腺癌颈部淋巴结转移的重要手段。美国甲状腺协会(American Thyroid Association,ATA)指南强烈推荐,对所有准备甲状腺手术的患者均应行颈部淋巴结超声检查。

颈部正常淋巴结多表现为椭圆形,包膜清晰,表面光滑,长径(L)/厚径(S)≥2。周边皮质呈均匀低回声,中央髓质呈高回声,淋巴门居中或稍偏一侧,CDFI可见门型血流信号。

甲状腺癌转移性淋巴结的典型超声特征为淋巴结内部回声不均,可见高回声区、囊性变、多发点状强回声、淋巴门消失。甲状腺癌滤泡上皮细胞浸润淋巴结,滤泡上皮与滤泡腔内的胶体形成声阻抗差较大的声学界面,超声表现为淋巴结内的高回声区(图3-2-2)。囊性变多认为是液化或胶体生成所致(图3-2-3)。甲状腺乳头状癌转移性淋巴结的钙化多表现为点状强回声(图3-2-4),代表砂粒体的形成,常被认为是诊断甲状腺癌最特异的指标,主要由于癌细胞生长迅速,肿瘤中血管及纤维组织增生,易出现钙盐沉积,也可能是肿瘤本身分泌的物质如糖蛋白和粘多糖所致。

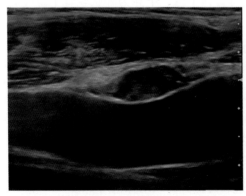

图3-2-2 甲状腺癌转移性淋巴结内高回声区

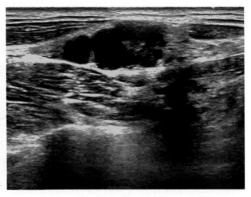

图3-2-3 甲状腺癌转移性淋巴结内囊性变

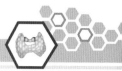

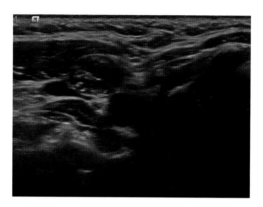

图 3-2-4　甲状腺癌转移性淋巴结内微钙化

参考文献

［1］孔维佳, 周梁. 耳鼻咽喉头颈外科学[M]. 北京: 人民卫生出版社, 2015.

［2］李潜, 王雁, 刘媛祎. 恶性肿瘤颈部转移淋巴结超声分区分析[J]. 中华实用诊断与治疗杂志, 2014, 28(12): 1225-1226.

［3］张玥玥, 郑玲. 基于美国肿瘤放射治疗协会颈部淋巴结分区标准的转移性淋巴结影像分析 [J]. 中国中西医结合影像学杂志, 2020, 18(4): 365-368.

［4］王雁, 韦亚楠, 齐金星, 等. 颈部淋巴结超声学分区[J]. 郑州大学学报(医学版), 2015, 50(1): 143-146.

［5］杨敬春. 颈部淋巴结内囊性变在甲状腺乳头状癌转移诊断中的作用[J]. 中国临床医学影像杂 志, 2005(4): 184-186, 198.

［6］Khoo ML, Asa SL, Witterick IJ, et al. Thyroid calcification and its association with thyroid carcinoma[J]. Head Neck, 2002, 24(7): 651-655.

［7］Das DK, Mallik MK, Haji BE, et al. Psammoma body and its precursors in papillary thyroid carcinoma: a study by fine-needle aspiration cytology[J]. Diagn Cytopathol, 2004, 31(6): 380-386.

［8］Leboulleux S, Girard E, Rose M, et al. Ultrasound criteria of malignancy for cervical lymph nodes in patients followed up for differentiated thyroid cancer[J]. J Clin Endocrinol Metab, 2007, 92(9): 3590-3594.

［9］Leenhardt L, Erdogan MF, Hegedus L, et al. 2013 European thyroid association guidelines for cervical ultrasound scan and ultrasound-guided techniques in the postoperative management of patients with thyroid cancer[J]. Eur Thyroid J, 2013, 2(3): 147-159.

第四章　甲状腺功能异常

　　甲状腺功能异常指甲状腺激素水平发生异常，可导致身体出现各种异常表现。按激素水平高低，分为甲状腺功能亢进及甲状腺功能减退。此外，甲状腺激素水平正常，仅促甲状腺激素水平偏高或偏低，患者伴或不伴轻微临床症状，定义为亚临床甲状腺功能异常，分为亚临床甲状腺功能亢进症及亚临床甲状腺功能减退症。

第一节　甲状腺功能亢进症

　　甲状腺功能亢进症（hyperthyroidism，简称甲亢）是指甲状腺腺体本身产生甲状腺激素过多而引起的甲状腺毒症，病因包括弥漫性毒性甲状腺肿（Graves 病，简称 GD）、结节性毒性甲状腺肿和甲状腺自主高功能腺瘤等。根据甲亢的程度，分为临床甲亢及亚临床甲亢，其中 Graves 病最为常见，占临床甲亢＞80%，我国临床甲亢患病率约为 0.8%。

　　甲亢镜下表现为甲状腺滤泡上皮细胞增生，呈高柱状或立方状，滤泡腔内胶质减少或消失，滤泡间可见不同程度的与淋巴组织生发中心相关的淋巴细胞浸润。

　　甲亢临床表现主要为甲状腺不同程度肿大，基础代谢率和神经兴奋性升高，易激动、烦躁、失眠、心悸、乏力、多汗、多食、消瘦、突眼等。少数老年患者高代谢症状不明显，表现为"淡漠型"甲亢。临床甲亢 TSH 降低，总 T_4（TT_4）、总 T_3（TT_3）、游离 T_4（FT_4）、游离 T_3（FT_3）升高，并伴有甲亢症状及体征。亚临床甲亢 TSH 水平低于正常值下限，而 TT_4、TT_3 在正常范围，伴或不伴轻微的甲亢症状。

　　甲亢超声表现为甲状腺双侧叶多呈弥漫性对称性肿大，内部回声减低，可为均匀性减低、局灶性不规则斑片状减低，或为弥漫性细小减低回声似筛孔状，低

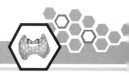

回声表现的多样性与淋巴细胞浸润、甲状腺实质细胞增加、胶质减少、细胞-胶质界面减少及内部血管数目增加的程度不同有关。肿大的甲状腺腺叶内伴或不伴结节。毒性结节性甲状腺肿继发于结节性甲状腺肿，一般呈多发结节，而高功能腺瘤多为单发结节。CDFI：甲状腺实质血流信号极丰富，实质内布满斑片状彩色血流信号并呈搏动性闪烁，即"火海征"，为其典型超声表现。甲状腺上、下动脉明显增粗，血流增快，呈高速低阻型血流频谱。

目前甲亢的治疗方法主要为抗甲状腺药物、^{131}I治疗及甲状腺次全切除术，上述疗法各有利弊。抗甲状腺药物治疗可保留甲状腺功能，但疗程长、治愈率低及复发率高；^{131}I和甲状腺次全切除术均为通过破坏甲状腺组织以减少甲状腺激素的合成与分泌，疗程短、治愈率高和复发率低，但甲减的发生率明显增高。

病例1（图4-1-1）

病史：患者男，26岁，近日消瘦、颈部肿胀。

实验室检查：FT_3：20.0 pmol/L，FT_4：62.72 pmol/L，TSH：< 0.001 μU/mL，抗甲状腺过氧化物酶抗体（TPOAb）：3.2 U/mL，抗甲状腺球蛋白抗体（TGAb）：1.26 U/mL。

超声检查：甲状腺饱满增大，左、右叶对称，左叶大小22 mm×21 mm×59 mm，右叶大小21 mm×20 mm×61 mm，峡部厚6 mm；实质回声减低，不均匀，彩色多普勒血流成像（CDFI）：甲状腺实质血流信号极丰富，呈"火海征"。甲状腺实质内动脉血流速度增快，频谱形态呈高速低阻型。

超声诊断：甲状腺弥漫性改变（结合实验室检查结果考虑甲状腺功能亢进声像图）。

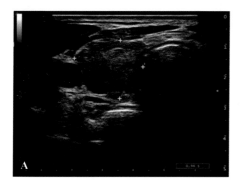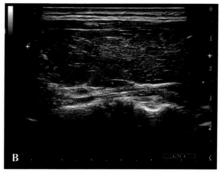

图4-1-1　甲状腺功能亢进超声表现

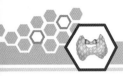

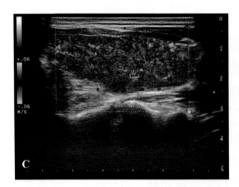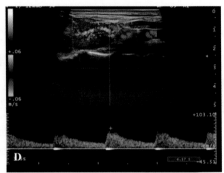

图 4-1-1 （续）

病例2（图4-1-2）

病史：患者女，41 岁，近日体检发现甲状腺功能异常。

实验室检查：FT$_3$：30.8 pmol/L，FT$_4$：86.26 pmol/L，TSH：< 0.001 μU/mL，TPOAb：5.05 U/mL，TGAb：2.80 U/mL。

超声检查：甲状腺饱满增大，左、右叶对称，左叶大小 22 mm×22 mm×54 mm，右叶大小 25 mm×23 mm×61 mm，峡部厚 5 mm；实质回声不均匀，散在不规则斑片状低回声区，CDFI：甲状腺实质血流信号极丰富，呈"火海征"。

超声诊断：甲状腺弥漫性改变（结合实验室检查结果考虑甲状腺功能亢进声像图）。

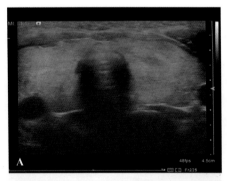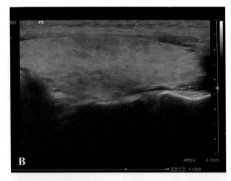

图 4-1-2　甲状腺功能亢进超声表现

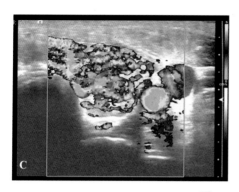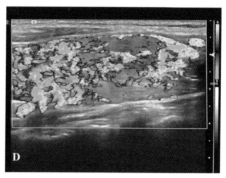

图 4-1-2 （续）

病例3（图4-1-3）

病史：患者女，38岁，近日消瘦、易怒，甲状腺功能检查异常。

实验室检查：FT_3: 20 pmol/L，FT_4: 62.72 pmol/L，TSH: < 0.001 μU/mL，TPOAb: > 128 U/mL，TGAb: 57.5 U/mL。

超声检查：甲状腺饱满增大，左、右叶对称，左叶大小 22 mm × 19 mm × 60 mm，右叶大小 23 mm × 19 mm × 61 mm，峡部厚6 mm；实质内部回声减低、不均匀，散在点片状低回声区，CDFI：甲状腺实质血流信号极丰富，呈"火海征"。甲状腺实质内动脉血流速度增快，频谱形态呈高速低阻型。

超声诊断：甲状腺弥漫性改变（结合实验室检查结果考虑甲状腺功能亢进声像图）。

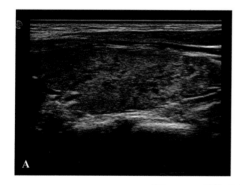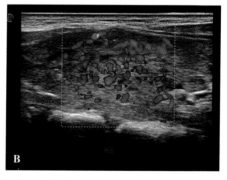

图 4-1-3　甲状腺功能亢进超声表现

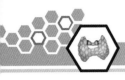

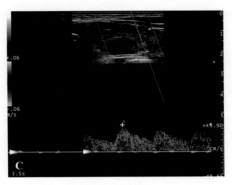

图 4-1-3 （续）

第二节 甲状腺功能减退症

甲状腺功能减退症（hypothyroidism，简称甲减）是由各种原因导致的甲状腺激素合成和分泌减少或组织利用不足导致的全身性代谢减低综合征，其病理特征为粘多糖在组织和皮肤堆积，表现为黏液性水肿。根据病变发生部位分为原发性甲减、中枢性甲减及甲状腺激素抵抗综合征，其中原发性甲减最常见，占全部甲减＞95%。原发性甲减是由甲状腺腺体本身病变引起，主要病因为自身免疫、甲状腺手术及甲亢 ^{131}I 治疗。根据甲状腺功能减退的程度分为：临床甲减和亚临床甲减。我国临床甲减患病率约为1%，女性患病率高于男性，年龄越大，患病率越高。

本病发病隐匿，病程较长，患者多缺乏特异性症状和体征。临床上以代谢率减低和交感神经兴奋性下降为主，典型表现为畏寒、乏力、手足肿胀、表情淡漠、嗜睡、记忆力减退等。成人甲状腺功能减退症诊治指南（2017版）建议将血清 TSH、FT_4、TT_4 作为诊断原发性甲减的第一线指标。临床甲减血清 TSH 增高，TT_4、FT_4 均降低，亚临床甲减血清 TSH 水平升高，而 TT_4 及 FT_4 水平正常。如血清 TPOAb 和（或）TGAb 阳性，为自身免疫性甲状腺炎引起的甲减。

临床甲减超声表现为甲状腺体积明显缩小，边界欠清晰，边缘不光滑，实质回声明显减低、不均匀，弥漫散在不规则的点片状低回声区，实质内可见多发条索样高回声，呈网格状改变，甲状腺实质内血流信号明显减少或无血流信号。

原发性甲减的治疗目标为患者甲减的症状及体征消失，将血清 TSH、TT_4 及 FT_4 水平维持在正常范围内。左甲状腺素是本病的主要替代治疗药物，药物的剂量取决于患者的病情、年龄、体重和个体差异。

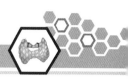

病例1（图4-2-1）

病史：患者女，63岁，近日乏力、手足肿胀、嗜睡、记忆力减退，体检发现甲状腺功能异常。

实验室检查：FT_3：1.60 pmol/L，FT_4：5.5 pmol/L，TSH：11.27 μU/mL，TPOAb：263.35 U/mL，TGAb：3.10 U/mL。

超声检查：甲状腺缩小，左叶大小 11 mm×9 mm×25 mm，右叶大小 11 mm×10 mm×26 mm，峡部厚2 mm；边界清晰，边缘不光滑，实质内部回声明显减低、不均匀，实质内弥漫散在不规则的点片状低回声区，并可见多发条索样高回声，呈网格状改变。CDFI：实质内血流信号稀疏。

超声诊断：甲状腺弥漫性改变（结合实验室检查结果考虑甲状腺功能减退声像图）。

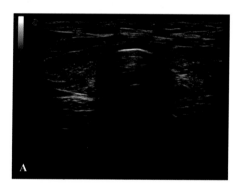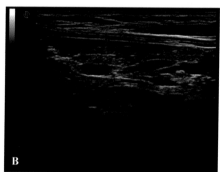

图 4-2-1　甲状腺功能减退超声表现

病例2（图4-2-2）

病史：患者女，45岁，近日体检发现甲状腺功能异常。

实验室检查：FT_3：0.98 pmol/L，FT_4：2.88 pmol/L，TSH：80.89 μU/mL，TPOAb：823 U/mL，TGAb：624 U/mL。

超声检查：甲状腺大小形态正常，左、右叶对称，左叶大小 16 mm×14 mm×31 mm，右叶大小 16 mm×15 mm×30 mm，峡部厚6 mm；边界清晰，边缘不光滑，实质内部回声减低、不均匀，实质内弥漫散在不规则的点片状低回声区，并可见条索样高回声，呈网格状改变，CDFI：实质内血流信号未见明显异常。

超声诊断：甲状腺弥漫性改变（结合实验室检查结果考虑甲状腺功能减退声

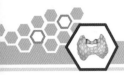

像图）。

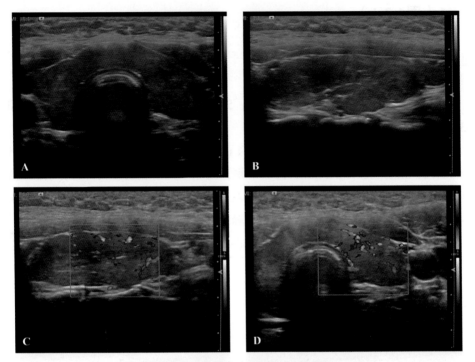

图 4-2-2　甲状腺功能减退超声表现

病例3（图4-2-3）

病史：患者女，31 岁，近日乏力，体检发现甲状腺功能异常。

实验室检查：FT_3：1.5 pmol/L，FT_4：9.35 pmol/L，TSH：9.60 μU/mL，TPOAb：3.21 U/mL，TGAb：629.38 U/mL。

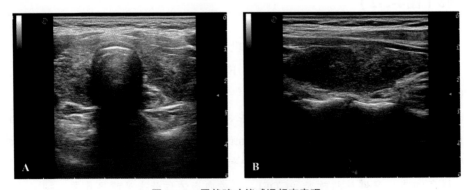

图 4-2-3　甲状腺功能减退超声表现

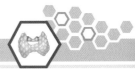

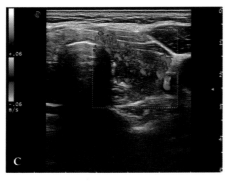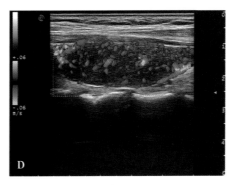

图 4-2-3　（续）

超声检查：甲状腺大小形态正常，左叶大小 18 mm×13 mm×26 mm，右叶大小 16 mm×16 mm×27 mm，峡部厚 2 mm；边界清晰，边缘光滑，实质内部回声减低、不均匀，实质内弥漫散在不规则的点片状低回声区，并可见条索样高回声，呈网格状改变，CDFI：血流信号丰富。

超声诊断：甲状腺弥漫性改变（结合实验室检查结果考虑甲状腺功能减退声像图）。

病例4（图4-2-4）

病史：患者女，39 岁，因动脉导管未闭入院，自述甲状腺功能减退 5 年，口服左甲状腺素钠片治疗。

实验室检查：FT_3：3.57 pmol/L，FT_4：10.98 pmol/L，TSH：18.11 μU/mL，TPOAb：113.90 U/mL，TGAb：79.72 U/mL。

超声检查：甲状腺缩小，左叶大小 14 mm×13 mm×33 mm，右叶大小 14 mm×15 mm×34 mm，峡部厚 5.5 mm；边界不清晰，边缘不光滑，实质内部回声减低、不均匀，散在条索样高回声，CDFI：血流信号稀疏。

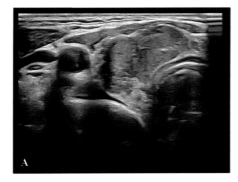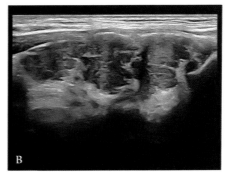

图 4-2-4　甲状腺功能减退超声表现

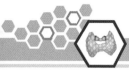
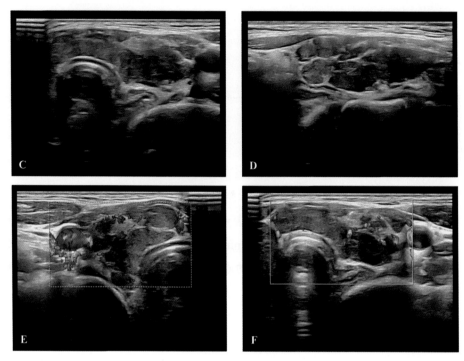

图 4-2-4 （续）

超声诊断：甲状腺弥漫性改变。

参考文献

［1］中国甲状腺疾病诊治指南——甲状腺疾病的实验室及辅助检查[J]. 中华内科杂志, 2007, 46(8): 697-702.

［2］中国甲状腺疾病诊治指南——甲状腺功能亢进症[J]. 中华内科杂志, 2007, 46(10): 876-882.

［3］成人甲状腺功能减退症诊治指南[J]. 中华内分泌代谢杂志, 2017, 33(2): 167-180.

［4］2014年美国《甲状腺功能减退症治疗指南》节选[J]. 中国实用内科杂志, 2015, 35(7): 584-590.

［5］李连喜. 2017年成人甲状腺功能减退症诊治指南解读[J]. 世界临床药物, 2018, 39(12): 793-799.

［6］甲状腺疾病诊治指南——甲状腺功能减退症[J]. 中华内科杂志, 2007, 46(11): 967-971.

［7］Markovic V, Eterovic D. Thyroid echogenicity predicts outcome of radioiodine therapy in patients with Graves' disease[J]. J Clin Endocrinol Metab, 2007, 92(9): 3547-3552.

［8］Moënne B K, Ortega E X, Pérez M M, et al. Clinical and ultrasound features of congenital hypothyroidism[J]. Rev Chil Pediatr, 2014, 85(1): 98-105.

［9］Takashima S, Nomura N, Tanaka H, et al. Congenital hypothyroidism: assessment with ultrasound[J]. AJNR Am J Neuroradiol, 1995, 16(5): 1117-1123.

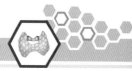

［10］García González L, García Pascual L. Clinical usefulness of thyroid ultrasonography in patients with primary hypothyroidism[J]. Endocrinol Diabetes Nutr (Engl Ed), 2022, 69(9): 686-693.

［11］Stoian D, Borlea A, Moisa-Luca L, et al. Multiparametric ultrasound-based assessment of overt hyperthyroid diffuse thyroid disease[J]. Front Endocrinol (Lausanne), 2023, 14:1300447.

［12］Schenke SA, Görges R, Seifert P, et al. Update on diagnosis and treatment of hyperthyroidism: ultrasonography and functional imaging[J]. Q J Nucl Med Mol Imaging, 2021, 65(2): 102-112.

［13］Kahaly GJ, Bartalena L, Hegedüs L. The American Thyroid Association/American Association of Clinical Endocrinologists guidelines for hyperthyroidism and other causes of thyrotoxicosis: a European perspective[J]. Thyroid, 2011, 21(6): 585-591.

［14］Kahaly GJ, Bartalena L, Hegedüs L, et al. 2018 European thyroid association guideline for the management of Graves' hyperthyroidism[J]. Eur Thyroid J, 2018, 7(4): 167-186.

第五章　甲状腺炎性疾病

甲状腺炎（thyroiditis）是各种原因导致甲状腺滤泡细胞破坏、大量甲状腺素释放入血的一类异质性疾病，其临床表现及预后差异较大。病程中甲状腺功能可正常、亢进，也可减退，少数患者可发展为永久性甲减。甲状腺炎按病程可分为急性（化脓性）、亚急性（非化脓性）和慢性甲状腺炎。按病因可分为感染性、自身免疫性、放射性甲状腺炎等，其中自身免疫性甲状腺炎最为常见，又可分为桥本甲状腺炎（即慢性淋巴细胞性甲状腺炎）、萎缩性甲状腺炎、无痛性甲状腺炎及产后甲状腺炎等，本章主要论及最为常见的亚急性甲状腺炎和慢性淋巴细胞性甲状腺炎。

第一节　亚急性甲状腺炎

亚急性甲状腺炎（subacute thyroiditis，SAT）又称巨细胞甲状腺炎或肉芽肿性甲状腺炎，约占甲状腺疾病的 5%，是一种自限性炎症性疾病，中青年女性多见。发病机制尚不明确，可能与免疫、环境及遗传因素相关。多数学者认为，其发病与病毒感染有关，常在病毒感染后 1～3 周发病，近期有研究发现新型冠状病毒（corona virus disease 2019，COVID-19）感染与 SAT 发病密切相关。

SAT 特征性临床表现为甲状腺区疼痛和压痛，颌下、耳后或颈部等处放射痛，常伴全身症状，包括发热、乏力、不适等。实验室检查可有甲状腺功能异常、红细胞沉降率及 C 反应蛋白升高。

超声检查对 SAT 的诊断及鉴别诊断具有重要价值，其典型超声表现为甲状腺一侧叶或双侧叶出现局灶性或多发性结节状、斑片状低回声区，边界不清晰，边缘不规则，内部回声不均匀，呈"地图样"或"泼墨样"改变，探头加压患者有明显压痛。部分结节状的病变纵横比＞1 或表现为极低回声，难以与甲状腺癌鉴别，

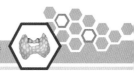

因此导致不必要的穿刺及手术治疗，可通过彩色多普勒血流显像加以鉴别，研究发现 SAT 急性期病灶区域常为无血供或少血供，内可见正常血管穿行，恢复期血供增加。短期复查超声，病灶可出现增大、缩小、增多或消失等改变，可与其他甲状腺疾病鉴别。低回声区减少或消失提示病情好转。

SAT 治疗主要为缓解症状及纠正甲状腺功能。轻症患者通常口服非甾体抗炎药；全身症状较重、持续高热、疼痛明显的患者可酌情使用糖皮质激素；病程早期出现一过性甲亢时，通常选用 β 受体阻滞剂普萘洛尔对症治疗；出现甲状腺功能减退时，可临时选用甲状腺激素替代，只有少数发生永久性甲减的患者才需甲状腺激素终身替代。

病例1（图5-1-1）

病史：患者女，43 岁，体检发现甲状腺肿物 15 d。

超声检查：甲状腺大小正常，左、右叶对称，包膜光整，其余实质回声均匀，甲状腺右叶下段可见大小 9.0 mm × 9.3 mm × 7.5 mm 低回声实性结节，A/T > 1，边缘不规则，内可见多发点状强回声，该结节与甲状腺后缘被膜关系密切，CDFI：内部未见明显血流信号。甲状腺左叶下段可见范围 12.8 mm × 12 mm × 11.6 mm 片状低回声区，边界不清晰，边缘不规则，内部回声不均匀，CDFI：内部未见明显血流信号。

超声诊断：甲状腺右叶实性结节［甲状腺影像报告和数据系统（TI-RADS）分类：4c 类］；甲状腺左叶片状低回声区（TI-RADS 分类：4a 类，不能除外局灶性炎症）。

病理结果：（右叶及峡部）甲状腺乳头状癌，（左叶）SAT。

图 5-1-1 动态图

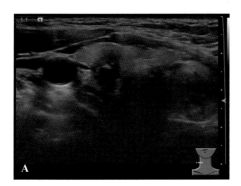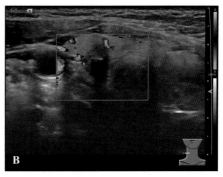

图 5-1-1　甲状腺乳头状癌及 SAT 超声表现

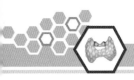

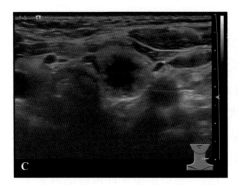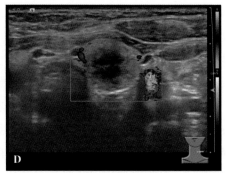

图 5-1-1 （续）

病例2（图5-1-2）

病史：患者女，45 岁，体检发现甲状腺肿物 12 d。

超声检查：甲状腺大小正常，左、右叶对称，包膜光整，其余实质回声均匀，甲状腺左叶下段可见大小 11 mm×11 mm 低回声实性结节，边界不清晰，边缘不规则，内部回声不均匀，CDFI：内部可见条状血流信号。

超声诊断：甲状腺左叶实性结节（TI-RADS 分类：4a 类）。

病理结果：（左叶）SAT。

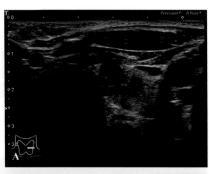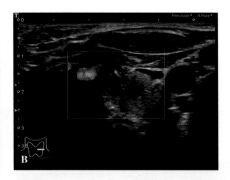

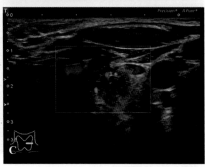

图 5-1-2 动态图

图 5-1-2　SAT 超声表现

病例3（图5-1-3）

病史：患者女，48岁，1个月前无明显诱因出现颈部间断性疼痛。

超声检查：甲状腺大小正常，左、右叶对称，包膜光整，其余实质回声均匀，甲状腺左叶中段可见大小4.5 mm×4.4 mm低回声实性结节，A/T＞1，边界不清晰，边缘不规则，CDFI：内部未见明显血流信号。弹性成像：蓝绿色渲染相间，以绿色为主，弹性评分：2分。

超声诊断：甲状腺左叶实性结节（TI-RADS分类：4a类，弹性评分：2分）。

病理结果：（左叶）SAT。

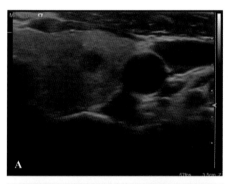
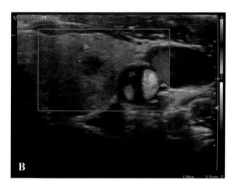
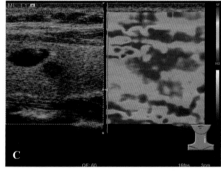

图 5-1-3 动态图

图 5-1-3　SAT 超声表现

病例4（图5-1-4）

病史：患者女，46岁，发现颈部肿物3个月余。

超声检查：甲状腺大小正常，左、右叶对称，包膜光整，其余实质回声粗糙、不均匀，散在点片状低回声区，甲状腺右叶中段近被膜可见范围29 mm×8 mm

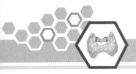
×16 mm 低回声实性结节，边界不清晰，边缘不规则，内部回声不均匀，CDFI：实质及结节内部血流信号较丰富。弹性成像：蓝绿色渲染相间，以绿色为主，弹性评分：2分。

超声诊断：甲状腺弥漫性改变；甲状腺右叶实性结节（TI-RADS 分类：4a 类，弹性评分：2分）。

病理结果：（右叶）SAT，（右叶及峡部）甲状腺组织灶性淋巴细胞浸润。

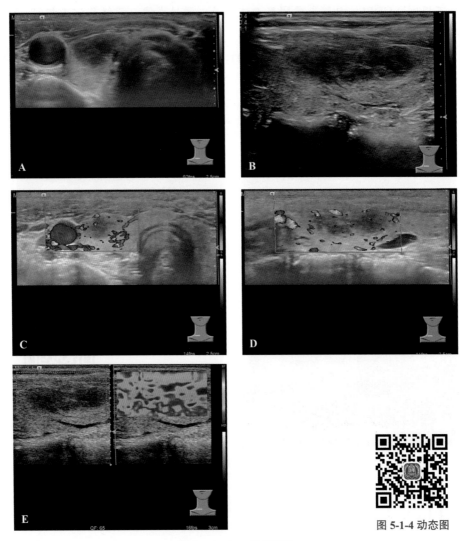

图 5-1-4　SAT 超声表现

图 5-1-4 动态图

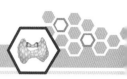

第二节 慢性淋巴细胞性甲状腺炎

慢性淋巴细胞性甲状腺炎（chronic lymphocytic thyroiditis）又称桥本甲状腺炎 (Hashintoto thyroiditis，HT)，是一种以自身甲状腺组织为抗原的慢性自身免疫性疾病，可与其他自身免疫性疾病共存，好发于 30 ~ 50 岁女性。环境、遗传、感染等多种因素均可参与 HT 的发生。

HT 病理改变为甲状腺组织内淋巴细胞和浆细胞弥漫性浸润形成淋巴滤泡，随着病程进展，纤维结缔组织增生浸润，导致甲状腺功能减退。

《中国甲状腺疾病诊治指南》建议，甲状腺弥漫性肿大，质地较韧，特别是伴有峡部及锥状叶肿大，不论甲状腺功能是否异常，应怀疑 HT，血清 TPOAb、TGAb 阳性即可临床诊断为 HT。值得注意的是，HT 与甲状腺乳头状癌、髓样癌及淋巴瘤的发生均有相关性。

HT 特征性超声表现为甲状腺呈弥漫性非均匀性肿大，前后径增大明显，病程后期甲状腺缩小。实质回声增粗、减低、不均匀，散在多发点片状低回声区，呈"假结节"样，"假结节"病理基础为甲状腺组织内弥漫性淋巴细胞、浆细胞浸润。甲状腺实质内可见多发条索样高回声，呈网格状改变。CDFI：甲状腺实质血流信号正常或减少，也可表现为丰富的血流信号，类似 Graves 病的"火海征"。

HT 治疗原则为纠正异常的甲状腺功能。对轻度甲状腺肿、甲状腺功能正常、无明显压迫症状的患者，建议随诊观察；患者出现压迫症状或伴甲状腺癌需手术治疗。

病例1（图5-2-1）

病史：患者女，43 岁，无明显不适。

实验室检查：FT_3：3.60 pmol/L，FT_4：12.26 pmol/L，TSH：2.88 μU/mL，TPOAb：786.37 U/mL，TGAb：> 1 000 U/mL。

超声检查：甲状腺大小正常，包膜欠光整，实质回声增粗、减低、不均匀，内散在多发点片状低回声区，并可见多发条索样高回声，呈网格状改变，CDFI：实质内血流信号较丰富。

超声诊断：甲状腺弥漫性改变（考虑 HT）。

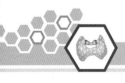

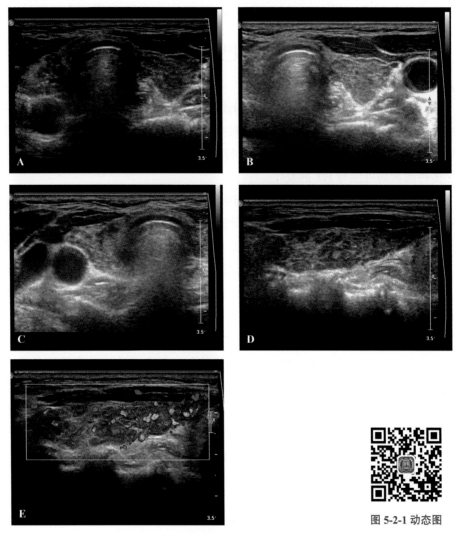

图 5-2-1 动态图

图 5-2-1 HT 超声表现

病例2（图5-2-2）

病史：患者女，56 岁，无自觉症状。

实验室检查：FT_3：5.30 pmol/L，FT_4：9.23 pmol/L，TSH：3.85 μU/mL，TPOAb：> 1 000 U/mL，TGAb：586.35 U/mL。

超声检查：甲状腺大小正常，包膜欠光整，实质回声增粗、减低、不均匀，散在多发点片状低回声区，并可见多发条索样高回声，CDFI：实质内血流信号稀疏。

超声诊断：甲状腺弥漫性改变（考虑HT）。

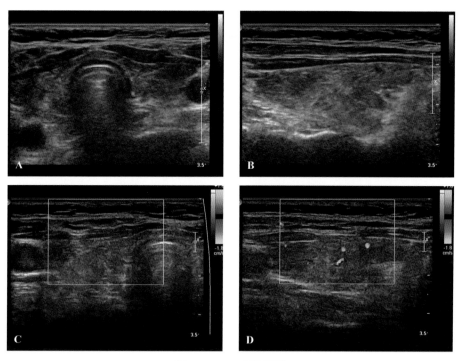

图 5-2-2 HT 超声表现

病例3（图5-2-3）

病史：患者女，58 岁，无明显不适。

实验室检查：FT_3：4.47 pmol/L，FT_4：8.12 pmol/L，TSH：83.27 μU/mL，TPOAb：＞1 000 U/mL，TGAb：120.69 U/mL。

超声检查：甲状腺饱满增大，左、右叶对称，包膜欠光整，实质回声增粗、减低、不均匀，CDFI：实质内血流信号较丰富，甲状腺左叶中下段可见大小 9.8 mm×8.3 mm 低回声实性为主结节，边界清晰，边缘光整，CDFI：结节内可见条状血流信号。

超声诊断：甲状腺弥漫性改变（考虑HT）；甲状腺左叶实性为主结节（TI-RADS 分类：3 类）。

病理结果：（左叶及峡部）HT 伴纤维化及钙化。

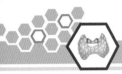

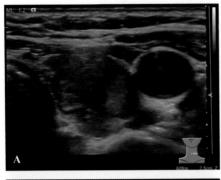

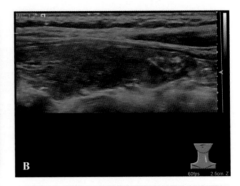

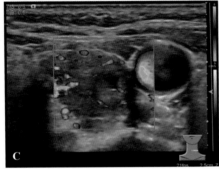

图 5-2-3 动态图

图 5-2-3　HT 超声表现

病例4（图5-2-4）

病史：患者女，58 岁，自觉颈部不适 1 周。

实验室检查：FT$_3$：4.60 pmol/L，FT$_4$：16.65 pmol/L，TSH：3.38 μU/mL，TPOAb：> 1 000 U/mL，TGAb：> 1 000 U/mL。

超声检查：甲状腺饱满增大，左、右叶不对称，包膜欠光整，实质回声增粗、减低、不均匀，内散在多发稍高回声实性结节，较大者 13 mm×11 mm，CDFI：实质内血流信号丰富，呈"火海征"。

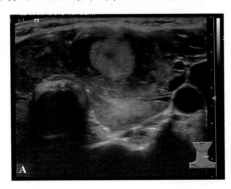

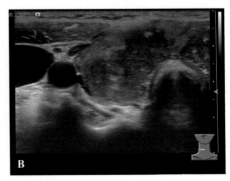

图 5-2-4　HT 超声表现

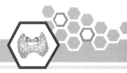

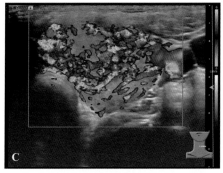
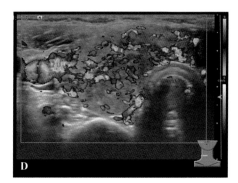

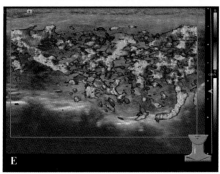

图 5-2-4 动态图

图 5-2-4 （续）

超声诊断：甲状腺弥漫性改变；甲状腺多发实性结节（考虑弥漫性改变所致）。

病理结果：（双侧及峡部）HT。

病例5（图5-2-5）

病史：患者女，33 岁，体检发现甲状腺肿物 1 周。

实验室检查：FT_3：3.91 pmol/L，FT_4：13.35 pmol/L，TSH：2.37 μU/mL，TPOAb：> 1 000 U/mL，TGAb：9.60 U/mL。

超声检查：甲状腺左叶饱满增大，右叶及峡部大小正常，包膜欠光整，实质回声增粗、减低、不均匀，甲状腺左叶上段可见大小约 24 mm×20 mm 实性为主结节，边界清晰，边缘光整，CDFI：内部血流信号较丰富。

超声诊断：甲状腺弥漫性改变；甲状腺左叶实性结节（TI-RADS 分类：3 类）。

病理结果：（左叶及峡部）HT 伴结节性甲状腺肿，局灶与横纹肌粘连。

图 5-2-5 动态图

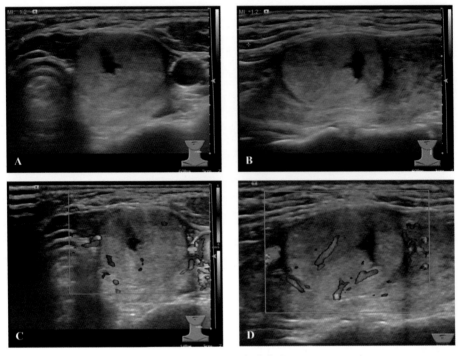

图 5-2-5　HT 超声表现

病例6（图5-2-6）

病史：患者女，60 岁，体检发现甲状腺肿物 7 年。

实验室检查：FT$_3$：4.65 pmol/L，FT$_4$：9.87 pmol/L，TSH：3.795 6 μU/mL，TPOAb：588.65 U/mL，TGAb：> 1 000 U/mL。

超声检查：甲状腺饱满增大，左、右叶不对称，包膜不光整，实质回声增粗、减低、不均匀，内散在多发稍高回声实性结节，CDFI：实质内血流信号较丰富。

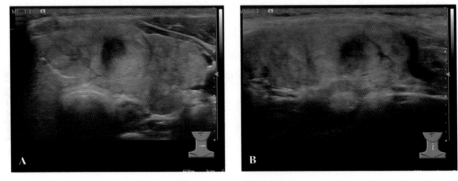

图 5-2-6　HT 超声表现

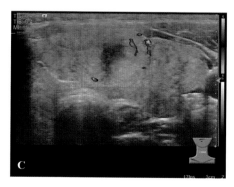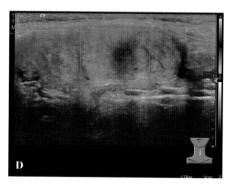

图 5-2-6（续）

超声诊断：甲状腺弥漫性改变；甲状腺多发实性结节（考虑弥漫性改变所致）。

病理结果：（双侧及峡部）HT。

图 5-2-6 动态图

病例7（图5-2-7）

病史：患者男，65 岁，发现颈部肿物 2 年，呼吸困难 1 年。

实验室检查：FT$_3$：4.72 pmol/L，FT$_4$：9.48 pmol/L，TSH：6.78 μU/mL，TPOAb：531.65 U/mL，TGAb：> 1 000 U/mL。

超声检查：甲状腺饱满增大，左、右叶不对称，包膜欠光整，实质回声增粗、减低、不均匀，内散在多发稍高回声实性结节，CDFI：实质内血流信号较丰富。

超声诊断：甲状腺弥漫性改变；甲状腺多发实性结节（考虑弥漫性改变所致）。

病理结果：（双侧及峡部）HT。

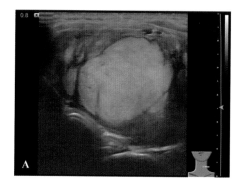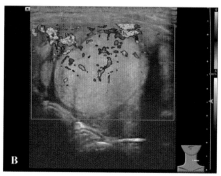

图 5-2-7 HT 超声表现

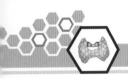

参考文献

［1］燕山, 詹维伟, 周建桥. 甲状腺与甲状旁腺超声影像学[M]. 北京: 科学技术文献出版社, 2009.

［2］李建初. 超声诊断学浅表器官及肌骨分册[M]. 5版. 北京：科学技术文献出版社, 2023.

［3］陈家伦. 临床内分泌学 [M]. 上海:上海科学技术出版社, 2011.

［4］徐颖, 王良平, 梁昌平. 38例亚急性甲状腺炎病程特点的临床分析[J]. 大医生, 2022, 7(22): 89-91.

［5］中华医学会内分泌学分会,《中国甲状腺疾病诊治指南》编写组. 中国甲状腺疾病诊治指南——甲状腺炎[J]. 中华内科杂志, 2008, 47(9)：784-788.

［6］桥本甲状腺炎中西医结合诊疗北京专家共识（2021, 北京）[J]. 中国医药导报, 2022, 19(34): 4-7.

［7］桥本氏甲状腺炎中西医结合质量控制指标体系北京专家共识（2021版）[J]. 中日友好医院学报, 2021, 35(6): 323-327.

［8］陈利灵, 黄江荣. 亚急性甲状腺炎发病机制及中西医治疗进展[J]. 深圳中西医结合杂志, 2023, 33(11): 135-137.

［9］熊晓玲, 汪虹, 邵迎新. 桥本甲状腺炎的治疗策略[J]. 基层医学论坛, 2018, 22(13): 1833-1834.

［10］Wu G, Zou D, Cai H, et al. Ultrasonography in the diagnosis of Hashimoto's thyroiditis[J]. Front Biosci (Landmark Ed), 2016, 21(5): 1006-1012.

［11］Park SY, Kim EK, Kim MJ, et al. Ultrasonographic characteristics of subacute granulomatous thyroiditis[J]. Korean J Radiol, 2006, 7 (4): 229-234.

［12］Lee YJ, Kim DW. Sonographic characteristics and interval changes of subacute thyroiditis[J]. J Ultrasound Med, 2016, 35(8): 1653-1659.

［13］Stasiak, M, Lewiński, A. New aspects in the pathogenesis and management of subacute thyroiditis[J]. Rev Endocr Metab Dis, 2021, 22 (4): 1027-1039.

［14］Desailloud R, Hober D. Viruses and thyroiditis: an update[J]. Virol J, 2009, 6:5.

［15］Frates MC, Marqusee E, Benson CB, et al. Subacute granulomatous (de Quervain) thyroiditis: grayscale and color Doppler sonographic characteristics[J]. J Ultrasound Med, 2013, 32(3): 505-511.

［16］Cappelli C, Pirola I, Gandossi E, et al. Ultrasound findings of subacute thyroiditis: a single institution retrospective review[J]. Acta Radiol, 2014, 55(4): 429-433.

［17］Zhuo L, Nie Y, Ma L, et al. Diagnostic value of nuclear medicine imaging and ultrasonography in subacute thyroiditis[J]. Am J Transl Res, 2021, 13(5): 5629-5634.

［18］Bahadir ÇT, Yilmaz M, Kiliçkan E. Factors affecting recurrence in subacute granulomatous thyroiditis[J]. Arch Endocrinol Metab, 2022, 66(3): 286-294.

［19］Moshynska OV, Saxena A. Clonal relationship between Hashimoto thyroiditis and thyroid lymphoma[J]. J Clin Pathol, 2008, 61(4): 438-444.

［20］Zosin I, Golu I, Cornianu M, et al. Some clinical aspects in chronic autoimmune thyroiditis

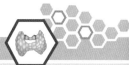

associated with thyroid differentiated cancer[J]. Maedica (Bucur), 2012, 7(4): 277-283.

［21］Zosin I, Balaş M. Clinical, ultrasonographical and histopathological aspects in Hashimoto's thyroiditis associated with malignant and benign thyroid nodules[J]. Endokrynol Pol, 2013, 64(4): 255-262.

［22］Caturegli P, De Remigis A, Rose NR. Hashimoto thyroiditis: clinical and diagnostic criteria[J]. Autoimmun Rev, 2014, 13(4-5): 391-397.

［23］Grani G, Carbotta G, Nesca A, et al. A comprehensive score to diagnose Hashimoto's thyroiditis: a proposal[J]. Endocrine, 2015, 49(2): 361-365.

第六章　甲状腺良性结节

第一节　甲状腺囊肿

甲状腺囊肿指结节完全或几乎完全为囊性，是一种常见的甲状腺疾病，其中结节性甲状腺肿或甲状腺腺瘤囊性变最为常见，好发于女性。甲状腺囊肿多为良性，恶性者仅占极少数，国外文献报道为 1% ~ 2%。

多数学者认为，甲状腺囊肿的发病机制主要与碘含量、基因及环境因素相关。甲状腺滤泡组织含有大量胶质，任何影响甲状腺滤泡胶质合成、转运的因素都可导致胶质潴留。胶质潴留使滤泡高度肿大，肿大的滤泡形成有完整包膜的结节；结节性甲状腺肿或甲状腺腺瘤囊性变是由于结节压迫周围静脉，造成局部血液循环障碍，进而结节退变、出血、坏死发生囊性变。

甲状腺囊肿一般无明显临床症状，常为超声检查偶然发现。囊内压力不高时，触诊质地较柔软。囊肿较大、压力较高时，触诊质地较坚韧。囊内出血时，可伴有不适及疼痛症状。

甲状腺囊肿典型超声表现为圆形或椭圆形的囊性结节，囊壁薄而光滑，内部呈无回声，后方回声增强，囊内出血或感染时内部透声不好；伴纤细分隔的多房性囊肿呈海绵状，强烈提示为良性结节；胶质囊肿多 < 1cm，内可见点状强回声，后方伴有"彗星尾"征；出现乳头状或不规则实性成分向囊腔内突出，囊内实性成分显示血流信号或出现微钙化时，提示可能为恶性，尤其为甲状腺乳头状癌，应引起重视。

甲状腺囊肿的治疗方法取决于囊肿的良恶性和大小。对于良性囊肿，较小时无须处理；囊肿较大引起局部压迫症状或美容问题时需要治疗，目前的治疗方法主要有单纯囊液抽吸、外科手术切除及化学或物理消融等。对恶性囊肿需尽早手

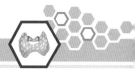

术切除。

病例1（图6-1-1）

病史：患者男，44 岁，发现甲状腺肿物 10 d。

超声检查：甲状腺左叶可见大小约 47.7 mm×38.2 mm×54.3 mm 囊性结节，边界清晰，内部透声不好，内可见少量条索样高回声，该结节占据左叶大部分实质，CDFI：内部未见明显血流信号。

超声诊断：甲状腺左叶囊性结节（TI-RADS 分类：2 类）。

病理结果：（左叶及峡部）结节性甲状腺肿伴纤维化、囊性变。

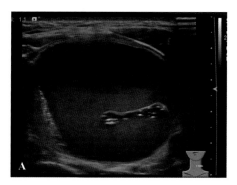
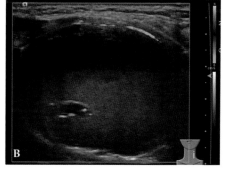

图 6-1-1　结节性甲状腺肿伴囊性变超声表现

病例2（图6-1-2）

病史：患者女，39 岁，发现颈前肿物伴疼痛 1 周。

超声检查：甲状腺左叶中下段可见大小约 27 mm×23 mm×30 mm 囊性结节，边界清晰，内部透声不好，可见絮状物回声，内还可见大量点状强回声，伴"彗星尾"征，CDFI：内部未见明显血流信号。

超声诊断：甲状腺左叶囊性结节（TI-RADS 分类：2 类）。

病理结果：（左叶及峡部）结节性甲状腺肿伴陈旧性出血、纤维化、囊性变。

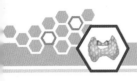
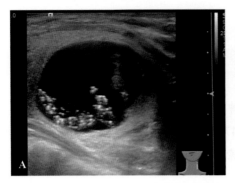
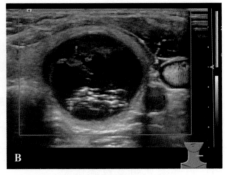

图 6-1-2　结节性甲状腺肿伴陈旧性出血、囊性变超声表现

病例3（图6-1-3）

病史：患者男，31 岁，发现甲状腺肿物 1 周。

超声检查：甲状腺右叶可见大小约 49.9 mm × 30.7 mm 囊实混合性结节，实性部分呈低回声，边缘不规则，可见多发点状强回声，该结节实性部分与甲状腺前缘被膜分界不清，CDFI：实性部分血流信号丰富。弹性成像：蓝绿色渲染相间，以蓝色为主，弹性评分：3 分。

右侧颈部Ⅲ区可见多发低回声淋巴结，皮质增厚，回声减低，淋巴门结构消失，内可见多发点状强回声。

超声诊断：甲状腺右叶囊实混合性结节（TI-RADS 分类：5 类，弹性评分：3 分）；右侧颈部Ⅲ区多发异常淋巴结增大。

病理结果：（右叶及峡部）甲状腺乳头状癌，侵及被膜，与少量横纹肌粘连伴灶性淋巴细胞性甲状腺炎；右颈Ⅲ区淋巴结（＋）1/5，右中央区淋巴结（＋）10/13，右颈Ⅱ区淋巴结（－）0/5，右颈Ⅳ区淋巴结（＋）7/17。

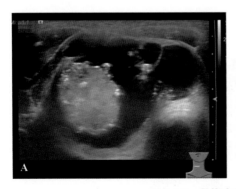
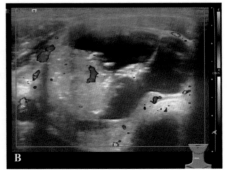

图 6-1-3　甲状腺乳头状癌超声表现

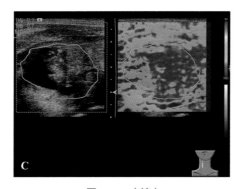

图 6-1-3 （续）

病例4（图6-1-4）

病史：患者女，42 岁，发现甲状腺肿物 2 个月。

超声检查：甲状腺右叶中上段近前被膜可见大小约 6.0 mm × 5.3 mm 囊性结节，边界清晰，内可见点状强回声，伴"彗星尾"征，CDFI：内部未见明显血流信号。

超声诊断：甲状腺右叶囊性结节伴胶质析出（TI-RADS 分类：2 类）。

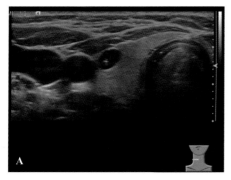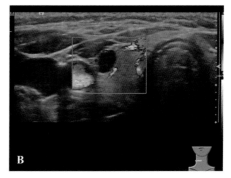

图 6-1-4　甲状腺胶质囊肿超声表现

第二节　结节性甲状腺肿

结节性甲状腺肿（nodular goiter，NG）又称为腺瘤样甲状腺肿、非毒性结节性甲状腺肿等，是甲状腺最常见的良性病变，好发于老年女性及缺碘地区人群，为单纯性甲状腺肿演变至后期的表现。发病可能与遗传、自身免疫、环境等因素有关，其形成机制为促甲状腺激素长期反复刺激致甲状腺滤泡上皮细胞过度增生，

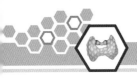

滤泡间的纤维组织增生、间隔包绕，形成大小不一的结节性病灶。

病理学上 NG 表现为甲状腺结节大小不等，组织形态多样，部分结节为囊性、囊内充满胶质；部分结节滤泡上皮细胞增生明显，纤维化广泛，可见出血、坏死、钙化或淋巴细胞浸润。在疾病的后续发展中，由于促甲状腺激素对促甲状腺激素受体的持续刺激，部分结节可进展为具有自主功能的甲状腺腺瘤。促甲状腺激素长期刺激可使细胞内 DNA 发生变异，结节可恶性变为甲状腺癌。

青少年和年轻人发生的单纯性甲状腺肿，随着年龄增长，可发展为 NG，而不规则的多结节性甲状腺肿在老年患者中更常见。NG 患者常无自觉症状，多于体检时发现，若结节过大可引起颈部不对称性肿大，甚至出现压迫症状，部分患者可因结节内突发出血而引起颈部不适及疼痛。

随着 NG 病程进展，结节常发生退变，可表现为多种形态，超声图像也呈多样化。超声表现为甲状腺双侧叶大小形态可正常，也可不对称性肿大，甲状腺内见单个或多个大小不一的结节，边界清晰或模糊，形态规则或不规则，A/T < 1，大多数无包膜或包膜不完整；结节可为实性、囊实性或"海绵样"结构；回声多种多样，可表现为低回声、等回声、高回声及混合回声，囊性变、出血、纤维化、钙化常见，钙化常为粗大钙化或胶质回声。根据结节为增生型或退化型，CDFI 可为富血供或乏血供。若结节以增生为主，内部可见明显的血流信号，若结节以退化为主，则结节内可见少量血流信号或无血流信号。

大多数 NG 患者仅需定期随访，动态评估结节的大小及性质。不建议使用甲状腺激素治疗，其效果不如放射性碘，并伴有医源性甲状腺毒症及骨量丢失的副作用。当 NG 引起压迫症状或美容问题时，可行手术治疗或放射性碘治疗。此外，超声引导下穿刺硬化及热消融治疗也是有效的补充疗法。

病例1（图6-2-1）

病史：患者男，68 岁，体检发现甲状腺肿物 10 d。

超声检查：甲状腺右叶中段可见大小约 16.2 mm × 13.7 mm × 21.6 mm 囊实混合性结节，边界清晰，边缘光整，周边可见低回声晕，CDFI：周边可见半环状血流信号，内部未见明显血流信号。弹性成像：蓝绿色渲染相间，以绿色为主，弹性评分：2 分。

超声诊断：甲状腺右叶囊实混合性结节（TI-RADS 分类：3 类，弹性评分：2 分）。

病理结果：（右叶）结节性甲状腺肿。

图 6-2-1 动态图

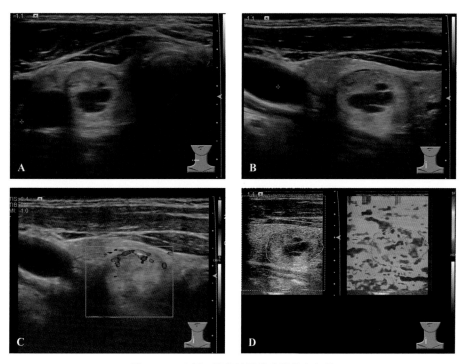

图 6-2-1　病例 1 结节性甲状腺肿超声表现

病例2（图6-2-2）

病史：患者女，67 岁，体检发现甲状腺肿物 4 年，未予治疗。

超声检查：甲状腺右叶中上段可见大小约 23.2 mm×14.6 mm×22.4 mm 囊实混合性结节，边界清晰，边缘光整，内部回声不均匀，可见多发点状及粗大强回声，周边可见低回声晕，CDFI：周边可见环状血流信号，内部血流信号较丰富。弹性成像：蓝绿色渲染相间，以绿色为主，弹性评分：2 分。

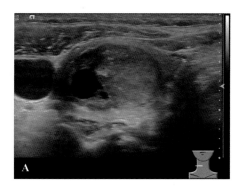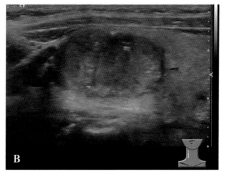

图 6-2-2　病例 2 结节性甲状腺肿超声表现

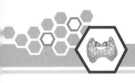

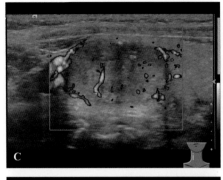

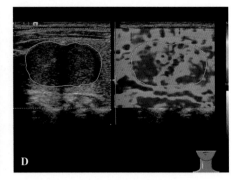

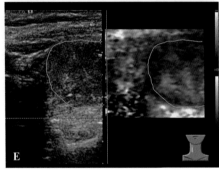

图 6-2-2 （续）

超声诊断：甲状腺右叶囊实混合性结节（TI-RADS 分类：3 类，弹性评分：2 分）。

病理结果：（右叶）结节性甲状腺肿，伴纤维化、钙化。

病例3（图6-2-3）

病史：患者女，51 岁，1 年前超声体检发现甲状腺肿物，未予治疗。

超声检查：甲状腺右叶中段近前缘可见大小约 15.1 mm × 12.5 mm × 13.9 mm 低回声实性结节，边界清晰，边缘光整，周边可见低回声晕，周边还可见弧形钙化，内部回声不均匀，该结节与甲状腺前被膜关系密切，CDFI：内未见明显血流信号。弹性成像：蓝绿色渲染相间，以蓝色为主，弹性评分：3 分。

超声诊断：甲状腺右叶实性结节（TI-RADS 分类：3 类，弹性评分：3 分）。

病理结果：（右叶）结节性甲状腺肿伴局灶纤维化、出血、退变、坏死，滤泡上皮生长较活跃。

图 6-2-3 动态图

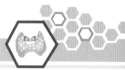

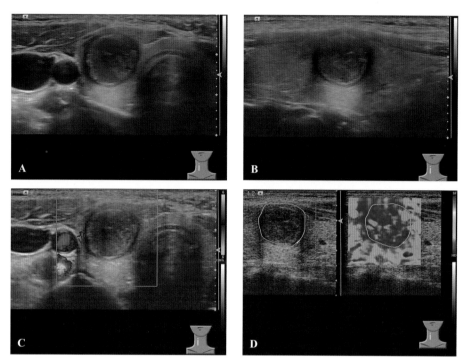

图 6-2-3 病例 3 结节性甲状腺肿超声表现

病例4（图6-2-4）

病史：患者女，59 岁，体检发现甲状腺肿物 11 个月，未予治疗。

超声检查：甲状腺右叶中段近后缘可见大小约 6.9 mm×9.1 mm×7.4 mm 等回声实性结节，A/T＞1，边界清晰，边缘光整，周边可见厚的低回声晕，边缘处可见数枚短线样强回声，CDFI：内部未见明显血流信号。弹性成像：蓝绿色渲染相间，以蓝色为主，弹性评分：3 分。

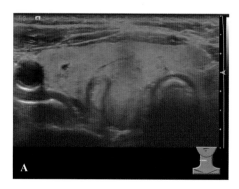
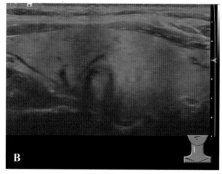

图 6-2-4 病例 4 结节性甲状腺肿超声表现

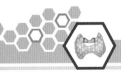
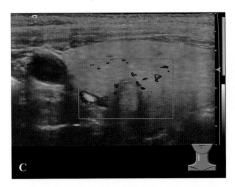
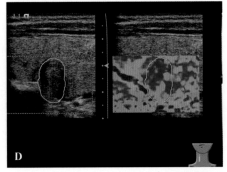

图 6-2-4 （续）

超声诊断：甲状腺右叶实性结节（TI-RADS 分类：4a 类，弹性评分：3 分）。

病理结果：（右叶）结节性甲状腺肿伴纤维化。

图 6-2-4 动态图

病例5（图6-2-5）

病史：患者女，35 岁，体检发现甲状腺肿物 1 周。

超声检查：甲状腺右叶中段近后缘可见大小约 6.8 mm×6.9 mm×10.4 mm 低回声实性结节，A/T＞1，边界清晰，边缘光整，内部回声不均匀，该结节略突向甲状腺被膜外，CDFI：内部未见明显血流信号。弹性成像：蓝绿色渲染相间，以绿色为主，弹性评分：2 分。

超声诊断：甲状腺右叶实性结节（TI-RADS 分类：4a 类，弹性评分：2 分）。

病理结果：（右叶）结节性甲状腺肿伴纤维化，灶性淋巴细胞浸润。

图 6-2-5 动态图

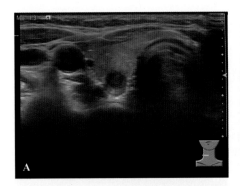
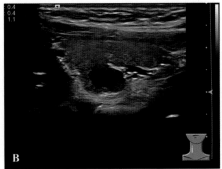

图 6-2-5 病例 5 结节性甲状腺肿超声表现

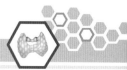

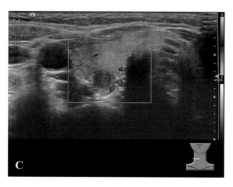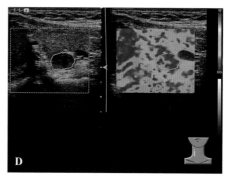

图 6-2-5　（续）

病例6（图6-2-6）

病史：患者男，65 岁，体检发现甲状腺肿物 1 周。

超声检查：甲状腺左叶下段偏峡部可见大小约 19.1 mm×14.7 mm 低回声实性结节，边界清晰，边缘光整，内部回声不均匀，可见多发点状及粗大强回声，CDFI：周边可见环状血流信号，内部可见稀疏的血流信号。弹性成像：蓝绿色渲染相间，以绿色为主，弹性评分：2 分。

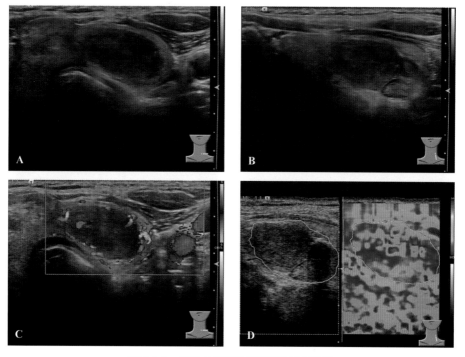

图 6-2-6　病例 6 结节性甲状腺肿超声表现

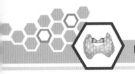
超声诊断：甲状腺左叶实性结节（TI-RADS 分类：4a 类，弹性评分：2 分）。

病理结果：（左叶及峡部）结节性甲状腺肿伴纤维化、钙化。

图 6-2-6 动态图

病例7（图6-2-7）

病史：患者女，37 岁，体检发现甲状腺肿物 3 d。

超声检查：甲状腺右叶中段可见大小约 14.5 mm×11.9 mm×22.7 mm 低回声实性结节，边缘模糊，周边及内部可见多发粗大强回声，CDFI：未见明显血流信号。弹性成像：蓝绿色渲染相间，以蓝色为主，弹性评分：3 分。

超声诊断：甲状腺右叶实性结节（TI-RADS 分类：4a 类，弹性评分：3 分）。

图 6-2-7 动态图

病理结果：（右叶）结节性甲状腺肿伴纤维化、钙化。

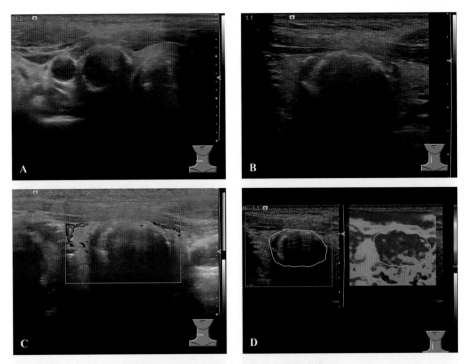

图 6-2-7 病例 7 结节性甲状腺肿超声表现

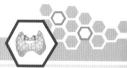

病例8（图6-2-8）

病史：患者女，54岁，体检发现甲状腺肿物1个月余。

超声检查：甲状腺左叶上段可见大小约 12.7 mm×7.4 mm 低回声实性结节，边缘模糊，内部回声不均匀，可见多发点状及粗大强回声，CDFI：内部血流信号稀疏。弹性成像：蓝绿色渲染相间，以蓝色为主，弹性评分：3分。

超声诊断：甲状腺左叶实性结节（TI-RADS 分类：4a 类，弹性评分：3分）。

病理结果：（左叶）结节性甲状腺肿伴局灶出血、纤维化、钙化。

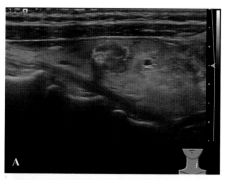
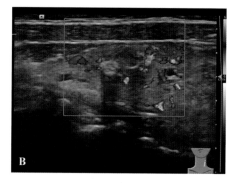
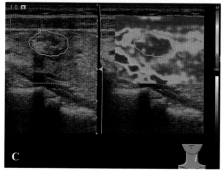

图 6-2-8 动态图

图 6-2-8　病例 8 结节性甲状腺肿超声表现

病例9（图6-2-9）

病史：患者女，57岁，体检发现甲状腺肿物3年，未予治疗，自觉呼吸困难3个月余。

超声检查：甲状腺右叶中段可见大小约 5.8 mm×6.4 mm 低回声实性结节，A/T＞1，边界清晰，边缘光整，CDFI：内部未见明显血流信号。弹性成像：蓝

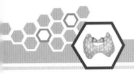

绿色渲染相间，以蓝色为主，弹性评分：3分。

甲状腺右叶可见多发混合性结节，边界清晰，边缘光整，较大者位于下段实质，大小约 16 mm×11 mm，CDFI：内部血流信号丰富。弹性成像：蓝绿色渲染相间，以蓝色为主，弹性评分：3分。

超声诊断：甲状腺右叶实性结节（TI-RADS 分类：4b 类，弹性评分：3分）；甲状腺右叶多发混合性结节（TI-RADS 分类：3 类，较大者弹性评分：3分）。

病理结果：（右叶）结节性甲状腺肿。

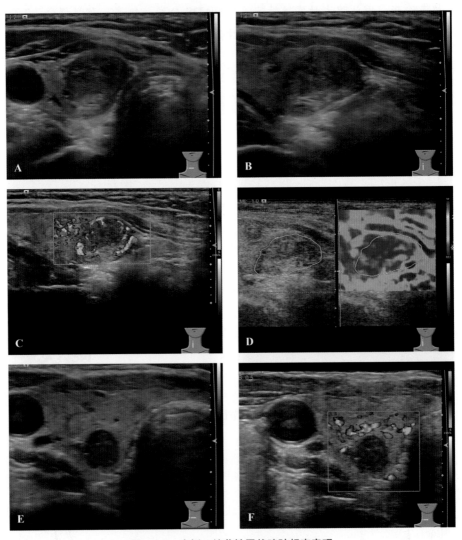

图 6-2-9　病例 9 结节性甲状腺肿超声表现

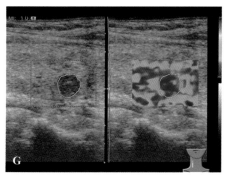

图 6-2-9 动态图

图 6-2-9 （续）

病例10（图6-2-10）

病史：患者女，43 岁，体检发现甲状腺肿物 2 周。

超声检查：甲状腺左叶中段可见大小约 9.9 mm×9.6 mm×11.4 mm 低回声实性结节，边界清晰，边缘光整，周边可见环状钙化，CDFI：内部及周边血流信号较丰富。弹性成像：蓝绿色渲染相间，以绿色为主，弹性评分：2 分。

超声诊断：甲状腺左叶实性结节（TI-RADS 分类：3 类，弹性评分：2 分）。

病理结果：（左叶）结节性甲状腺肿。

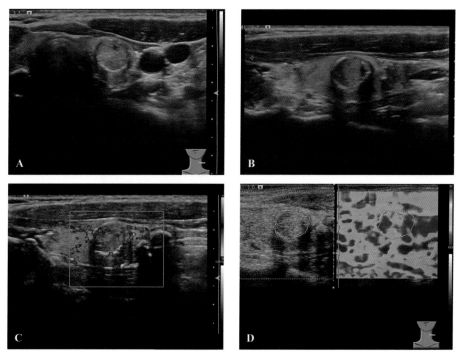

图 6-2-10　病例 10 结节性甲状腺肿超声表现

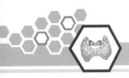

病例11（图6-2-11）

病史：患者女，57岁，发现甲状腺双侧叶肿物1年，未予治疗，自觉呼吸困难10 d。

超声检查：甲状腺左叶中下段可见大小约13.2 mm×5.9 mm×16.3 mm低回声实性结节，边界清晰，边缘光整，内部回声不均匀，CDFI：周边可见环状血流信号。弹性成像：蓝绿色渲染相间，以绿色为主，弹性评分：2分。

甲状腺右叶中上段可见大小约12.4 mm×8.3 mm×15.7 mm实性为主结节，边界清晰，边缘光整，实性部分回声不均匀，囊性部分可见点状强回声伴"彗星尾"征，CDFI：周边可见稀疏的血流信号，内部未见明显血流信号。弹性成像：蓝绿色渲染相间，以绿色为主，弹性评分：2分。

超声诊断：甲状腺左叶实性结节（TI-RADS分类：3类，弹性评分：2分）；甲状腺右叶实性为主结节（TI-RADS分类：3类，弹性评分：2分）。

图 6-2-11 动态图

病理结果：（双叶及峡部）结节性甲状腺肿伴腺瘤样增生，灶性淋巴细胞浸润。

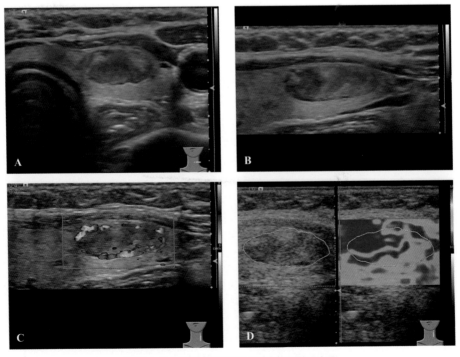

图 6-2-11 病例 11 结节性甲状腺肿超声表现

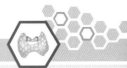

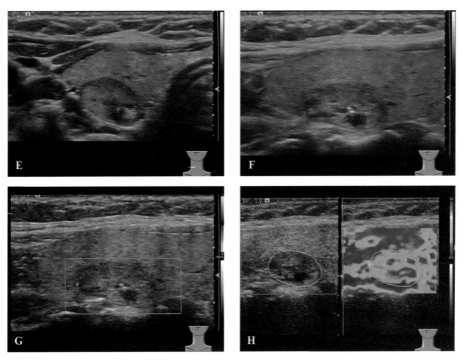

图 6-2-11 （续）

病例12（图6-2-12）

病史：患者女，51 岁，体检发现甲状腺肿物 3 d。

超声检查：甲状腺左叶上段可见大小约 15.2 mm × 14 mm × 16 mm 低回声实性结节，边界清晰，边缘光整，周边可见环状钙化，CDFI：内部及周边血流信号较丰富。弹性成像：蓝绿色渲染相间，以蓝色为主，弹性评分：3 分。

超声诊断：甲状腺左叶实性结节（TI-RADS 分类：3 类，弹性评分：3 分）。

病理结果：（左叶）结节性甲状腺肿伴钙化。

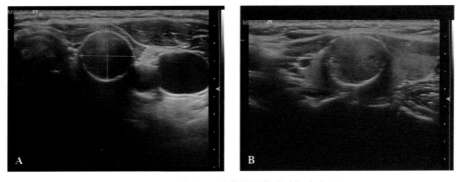

图 6-2-12　病例 12 结节性甲状腺肿超声表现

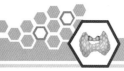

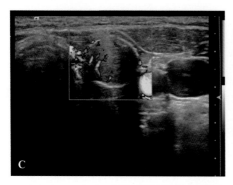
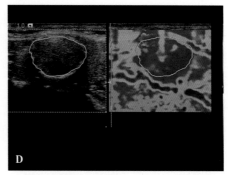

图 6-2-12 （续）

病例13（图6-2-13）

病史：患者男，48 岁，体检发现甲状腺肿物 2 个月。

超声检查：甲状腺右叶中下段可见大小约 13.8 mm×13.5 mm×15.7 mm 低回声实性结节，边界清晰，边缘光整，周边可见低回声晕，CDFI：内部及周边可见稀疏的血流信号。弹性成像：蓝绿色渲染相间，以绿色为主，弹性评分：2 分。

超声诊断：甲状腺右叶实性结节（TI-RADS 分类：3 类，弹性评分：2 分）。

病理结果：（右叶）结节性甲状腺肿伴腺瘤样增生。

图 6-2-13 动态图

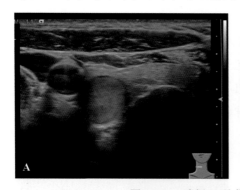
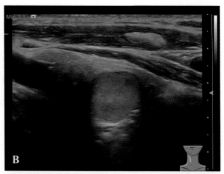

图 6-2-13 病例 13 结节性甲状腺肿超声表现

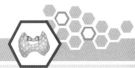

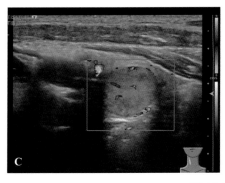

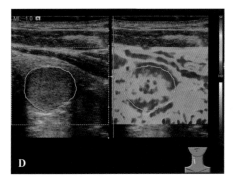

图 6-2-13 （续）

病例14（图6-2-14）

病史：患者女，64 岁，体检发现甲状腺肿物 6 个月。

超声检查：甲状腺左叶中下段可见大小约 8.5 mm × 12.8 mm × 13.8 mm 低回声实性结节，A/T > 1，边缘不规则，该结节与甲状腺外侧缘及后缘被膜分界不清，CDFI：内部未见明显血流信号。弹性成像：蓝绿色渲染相间，以绿色为主，弹性评分：2 分。

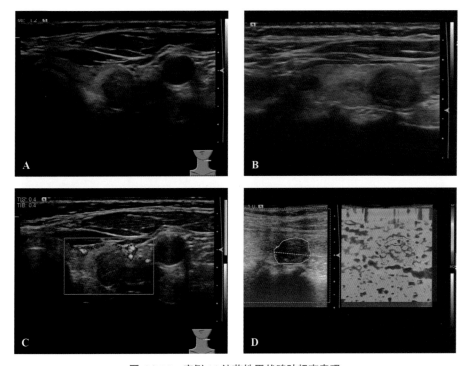

图 6-2-14 病例 14 结节性甲状腺肿超声表现

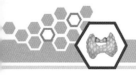

超声诊断：甲状腺左叶实性结节（TI-RADS 分类：4b 类，弹性评分：2 分）。

病理结果：（左叶）结节性甲状腺肿伴腺瘤样增生、纤维化、囊性变。

图 6-2-14 动态图

病例15（图6-2-15）

病史：患者女，52 岁，体检发现颈前肿物 4 个月，颈前不适 1 个月。

超声检查：甲状腺右叶中下段偏峡部可见大小约 10.0 mm×7.9 mm×11.5 mm 低回声实性结节，边缘不规则，内部回声不均匀，可见多发点状及粗大强回声，该结节后方回声衰减，CDFI：内部未见明显血流信号。弹性成像：蓝绿色渲染相间，以蓝色为主，弹性评分：3 分。

超声诊断：甲状腺右叶实性结节（TI-RADS 分类：4b 类，弹性评分：3 分）。

病理结果：（右叶）结节性甲状腺肿伴纤维化、钙化。

图 6-2-15 动态图

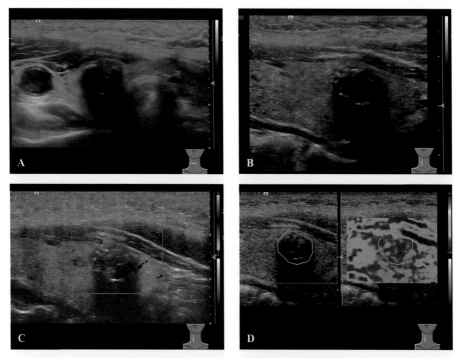

图 6-2-15　病例 15 结节性甲状腺肿超声表现

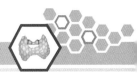

病例16（图6-2-16）

病史：患者女，57岁，体检发现甲状腺肿物1个月。

超声检查：甲状腺左叶上极可见大小约 4.1 mm×4.5 mm×7.2 mm 低回声实性结节，A/T＞1，边缘不规则，内部回声不均匀，可见多发粗大强回声，CDFI：内部未见明显血流信号。弹性成像：蓝绿色渲染相间，以蓝色为主，弹性评分：3分。

超声诊断：甲状腺左叶实性结节（TI-RADS 分类：4b 类，弹性评分：3分）。

病理结果：（左叶）结节性甲状腺肿伴纤维化、钙化。

图 6-2-16 动态图

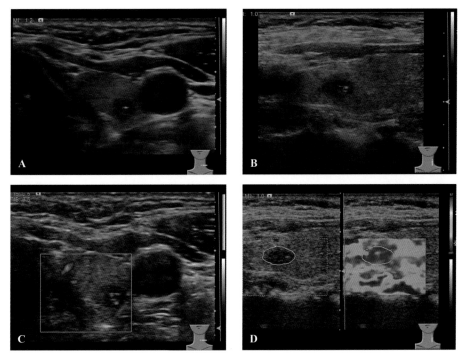

图 6-2-16 病例 16 结节性甲状腺肿超声表现

病例17（图6-2-17）

病史：患者男，58岁，体检发现甲状腺肿物1个月。

超声检查：甲状腺右叶可见多发混合性结节，边界清晰，边缘光整，较大者位于右叶下段近前缘，大小约 16.8 mm×14.9 mm×17.2 mm，该结节略外突性生长，

CDFI：内部未见明显血流信号。弹性成像：蓝绿色渲染相间，以绿色为主，弹性评分：2分。

超声诊断：甲状腺右叶多发混合性结节（TI-RADS分类：3类，弹性评分：2分）。

病理结果：（右叶）结节性甲状腺肿伴局灶陈旧性出血、纤维化、囊性变。

图6-2-17 动态图

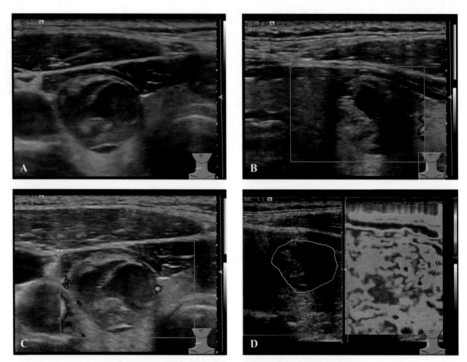

图6-2-17 病例17 结节性甲状腺肿超声表现

病例18（图6-2-18）

病史：患者女，47岁，体检发现甲状腺肿物1年，自觉疼痛2周。

超声检查：甲状腺右叶下段可见大小约26 mm×21 mm×26 mm囊实混合性结节，边界清晰，边缘光整，CDFI：内部未见明显血流信号。

超声诊断：甲状腺右叶混合性结节（TI-RADS分类：3类）。

病理结果：（右叶）结节性甲状腺肿。

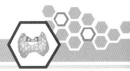

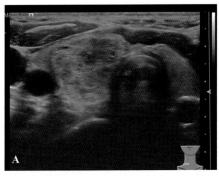
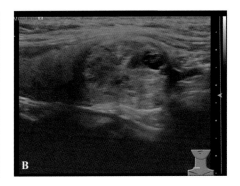

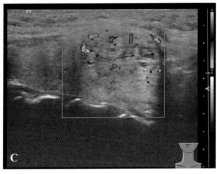

图 6-2-18 病例 18 结节性甲状腺肿超声表现

病例19（图6-2-19）

病史：患者男，59岁，体检发现甲状腺肿物1个月。

超声检查：甲状腺左叶中段近前缘可见大小约 5.9 mm×5.6 mm×7.2 mm 低回声实性结节，边缘不规则，内部回声不均匀，内可见多发点状强回声，CDFI：内部未见明显血流信号。弹性成像：蓝绿色渲染相间，以蓝色为主，弹性评分：3分。

超声诊断：甲状腺左叶实性结节（TI-RADS 分类：4b 类，弹性评分：3分）。

病理结果：（左叶）结节性甲状腺肿伴纤维化、钙化。

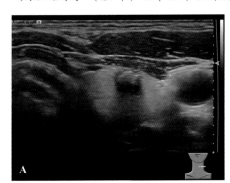
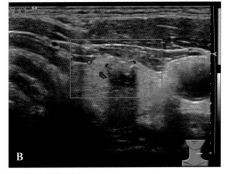

图 6-2-19 病例 19 结节性甲状腺肿超声表现

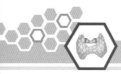

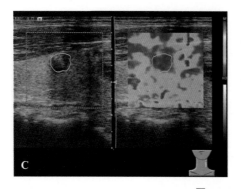

图 6-2-19 动态图

图 6-2-19 （续）

病例20（图6-2-20）

病史：患者男，53岁，体检发现甲状腺肿物6月余。

超声检查：甲状腺右叶下段近后缘可见大小约 6.5 mm×7.9 mm×7.1 mm 低回声实性结节，A/T＞1，边缘不规则，内部回声不均匀，内可见多发粗大强回声，CDFI：内部未见明显血流信号。

超声诊断：甲状腺右叶实性结节（TI-RADS 分类：4a 类）。

病理结果：（右叶）结节性甲状腺肿伴纤维化、钙化。

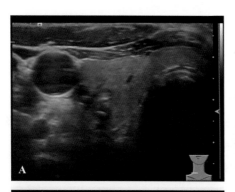

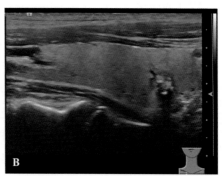

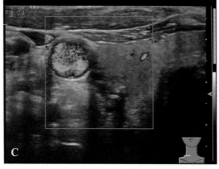

图 6-2-20 动态图

图 6-2-20 病例 20 结节性甲状腺肿超声表现

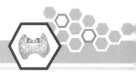

病例21（图6-2-21）

病史：患者男，46 岁，体检发现甲状腺肿物 5 个月。

超声检查：甲状腺右叶可见大小约 26.2 mm×21.8 mm×40.1 mm 囊实混合性结节，边界清晰，边缘光整，囊性部分内可见多发点状强回声，伴"彗星尾"征，该结节占据甲状腺右叶大部分实质，CDFI：内部及周边血流信号丰富。

超声诊断：甲状腺右叶囊实混合性结节（TI-RADS 分类：3 类）。

病理结果：（右叶）结节性甲状腺肿伴腺瘤样增生。

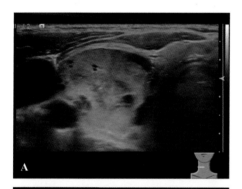
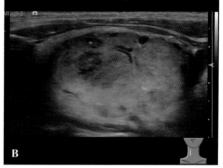
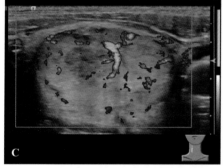

图 6-2-21 动态图

图 6-2-21 病例 21 结节性甲状腺肿超声表现

病例22（图6-2-22）

病史：患者女，58 岁，发现甲状腺肿物 10 年，自觉颈前肿胀 3 个月。

超声检查：甲状腺左、右叶饱满增大，实质内可见多发囊实混合性结节，边界清晰，边缘光整，右叶较大者约 31.6 mm×24.6 mm×36.5 mm，左叶较大者约 41.8 mm×24.0 mmm×50.6 mm，上述结节占据甲状腺左、右叶大部分实质，

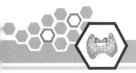

CDFI：内部及周边血流信号丰富。

超声诊断：甲状腺左、右叶多发混合性结节（TI-RADS分类：3类）。

病理结果：（双叶及峡部）结节性甲状腺肿伴纤维化；（左叶及峡部）伴腺瘤样增生，钙化；（右叶）伴囊性变。

图 6-2-22 动态图

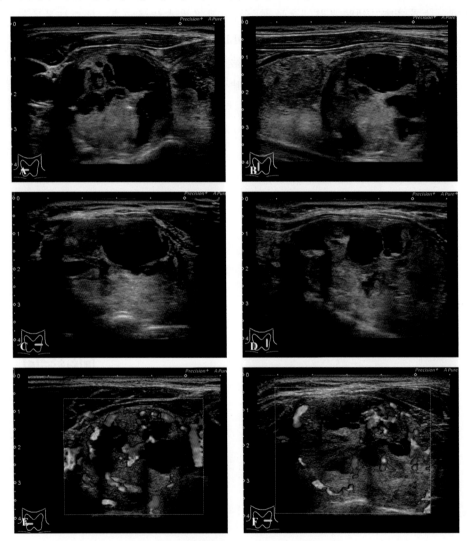

图 6-2-22　病例 22 结节性甲状腺肿超声表现

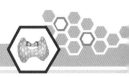

第三节 甲状腺滤泡性腺瘤

甲状腺滤泡性腺瘤（follicular thyroid adenoma, FTA）起源于甲状腺滤泡上皮细胞，是常见的甲状腺良性肿瘤，好发于 < 40 岁女性。

FTA 多为单侧单发，圆形或椭圆形，大体和镜下可见完整的纤维包膜，与周围组织分界清晰。当肿瘤较大时可发生囊性变、坏死、出血、纤维化及钙化。仅从细胞形态学特征上无法准确区分 FTA 与滤泡癌，两者鉴别依据包膜、血管及甲状腺外组织有无侵犯。当肿瘤无侵袭特征或虽浸润包膜但未侵及全层时，定义为 FTA。

FTA 生长缓慢，大部分患者无任何症状，触诊时质地较硬，表面光滑，无压痛。发生瘤内出血时，肿瘤可短期内迅速增大，局部出现胀痛。部分 FTA 为有功能的"毒性腺瘤"，可出现甲亢症状。部分 FTA 可发生致癌基因突变，演变为甲状腺滤泡癌。

典型的 FTA 声像图表现为圆形或椭圆形实性结节，边界清晰、边缘光整，周围有薄而均匀的低回声晕环。内部多呈等回声，少数呈低回声，回声较均匀，钙化少见。当瘤体较大时，内部易发生变性、坏死或出血，声像图表现为不规则囊性区，可有分隔，结节呈囊实混合性回声。FTA 以周边环形血流为主，内部血流较少。

目前 FTA 治疗首选手术切除。因 FTA 可发生甲亢及恶性变，故应尽早行甲状腺侧叶切除术，既往有甲状腺对侧叶头颈部放射暴露史的患者应行甲状腺全切除术。

病例1（图6-3-1）

病史：患者女，24 岁，体检发现甲状腺肿物 10 个月。

超声检查：甲状腺左叶下段可见大小约 6.8 mm × 6.8 mm × 7.8 mm 低回声实性结节，边界清晰，边缘光整，周边可见低回声晕，CDFI：内部未见明显血流信号。

超声诊断：甲状腺左叶实性结节（TI-RADS 分类：3 类）。

病理结果：（左叶）甲状腺滤泡性腺瘤。

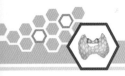
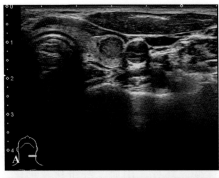

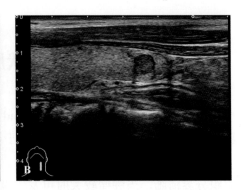

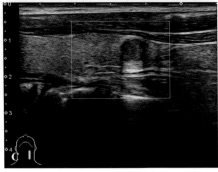

图 6-3-1 动态图

图 6-3-1 病例 1 甲状腺滤泡性腺瘤超声表现

病例2（图6-3-2）

病史：患者女，45 岁，体检发现甲状腺肿物 10 个月。

超声检查：甲状腺右叶可见大小约 37 mm×24 mm×33 mm 等回声实性结节，边界清晰，边缘光整，周边可见薄而均匀的低回声晕，内部回声不均匀，CDFI：周边可见环状血流信号，内部血流信号丰富。弹性成像：蓝绿色渲染相间，以绿色为主，弹性评分：2 分。

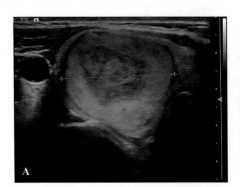

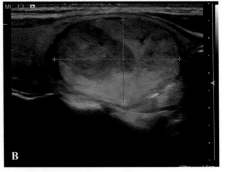

图 6-3-2 病例 2 甲状腺滤泡性腺瘤超声表现

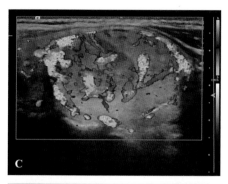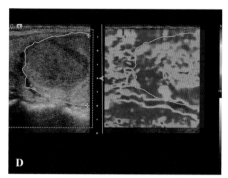

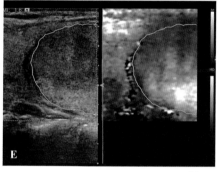

图 6-3-2 动态图

图 6-3-2 （续）

超声诊断：甲状腺右叶实性结节（TI-RADS 分类：3 类，弹性评分：2 分）。

病理结果：（右叶）甲状腺滤泡性腺瘤。

病例3（图6-3-3）

病史：患者女，26 岁，体检发现甲状腺肿物 3 年，未予治疗。

超声检查：甲状腺右叶可见大小约 26 mm×24 mm×39 mm 低回声实性结节，边界清晰，边缘光整，内部回声欠均匀，CDFI：周边可见环状血流信号，内部血流信号丰富。弹性成像：蓝绿色渲染相间，以绿色为主，弹性评分：2 分。

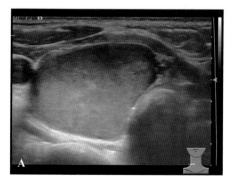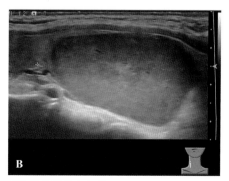

图 6-3-3　病例 3 甲状腺滤泡性腺瘤超声表现

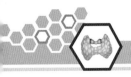

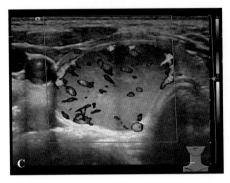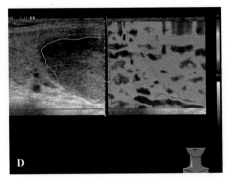

图 6-3-3 （续）

超声诊断：甲状腺右叶实性结节（TI-RADS 分类：3 类，弹性评分：2 分）。

病理结果：（右叶）甲状腺滤泡性腺瘤。

图 6-3-3 动态图

病例4（图6-3-4）

病史：患者女，26 岁，发现甲状腺肿物 1 年。

超声检查：甲状腺左叶及峡部可见大小约 40 mm×27 mm×50 mm 稍高回声实性结节，边界清晰，边缘光整，周边可见薄而均匀的低回声晕，内部回声不均匀，CDFI：周边可见环状血流信号，内部血流信号丰富。弹性成像：蓝绿色渲染相间，以绿色为主，弹性评分：2 分。

超声诊断：甲状腺左叶实性结节（TI-RADS 分类：3 类，弹性评分：2 分）。

病理结果：（左叶）甲状腺滤泡性腺瘤，部分上皮细胞生长活跃。

图 6-3-4 动态图

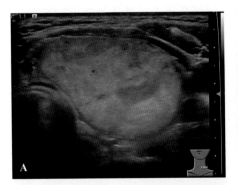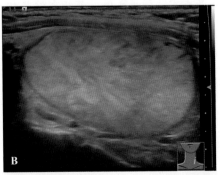

图 6-3-4　病例 4 甲状腺滤泡性腺瘤超声表现

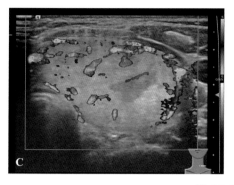
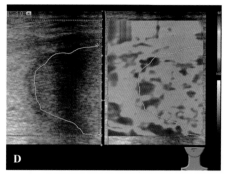

图 6-3-4　（续）

病例5（图6-3-5）

病史：患者女，52 岁，自觉发现甲状腺肿物 2 个月。

超声检查：甲状腺右叶可见大小约 40 mm×27 mm×42 mm 实性为主结节，边界清晰，边缘光整，囊性部分可见数枚点状强回声伴"彗星尾"征，该结节占据甲状腺右叶大部分实质，CDFI：周边可见环状血流信号，内部血流信号丰富。弹性成像：蓝绿色渲染相间，以绿色为主，弹性评分：2 分。

超声诊断：甲状腺右叶实性为主结节（TI-RADS 分类：3 类，弹性评分：2 分）。

图 6-3-5 动态图

病理结果：（右叶）甲状腺滤泡性腺瘤伴结节性甲状腺肿。

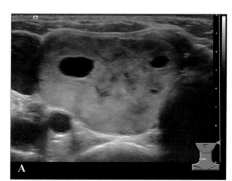
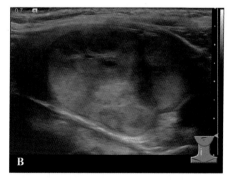

图 6-3-5　病例 5 甲状腺滤泡性腺瘤超声表现

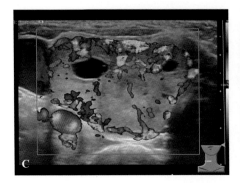
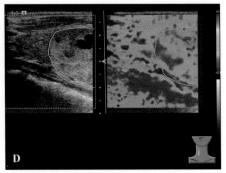

图 6-3-5 （续）

病例6（图6-3-6）

病史：患者女，48岁，体检发现甲状腺肿物10年，未予治疗。

超声检查：甲状腺右叶可见大小约33 mm×19 mm×52 mm低回声实性结节，边界清晰，边缘光整，内部回声不均匀，可见一裂隙样低-无回声区，CDFI：周边可见环状血流信号，内部血流信号丰富。弹性成像：蓝绿色渲染相间，以蓝色为主，弹性评分：3分。

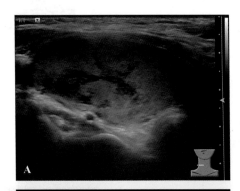
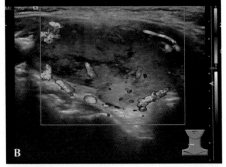
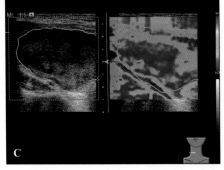

图 6-3-6 动态图

图 6-3-6　病例 6 甲状腺滤泡性腺瘤超声表现

超声诊断：甲状腺右叶实性结节（TI-RADS 分类：4a 类，弹性评分：3 分）。

病理结果：（右叶）甲状腺滤泡性腺瘤。

病例7（图6-3-7）

病史：患者女，58 岁，体检发现甲状腺肿物 1 年余。

超声检查：甲状腺左叶中下段可见大小约 19.2 mm×12.6 mm×28.8 mm 低回声实性结节，边界清晰，边缘光整，周边可见低回声晕，内部回声不均匀，中心大部分为低回声，周边为等回声，边缘处可见一粗大强回声，CDFI：周边可见环状血流信号，内部散在点条状血流信号。弹性成像：蓝绿色渲染相间，以绿色为主，弹性评分：2 分。

超声诊断：甲状腺左叶实性结节（TI-RADS 分类：3 类，弹性评分：2 分）。

病理结果：（左叶）甲状腺滤泡性腺瘤。

图 6-3-7 动态图

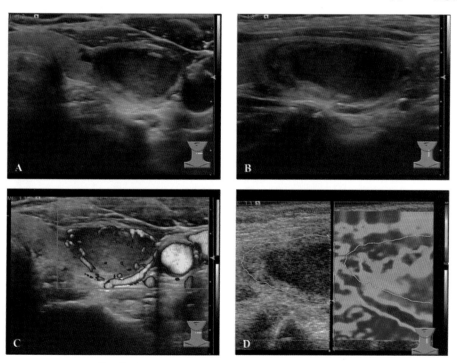

图 6-3-7　病例 7 甲状腺滤泡性腺瘤超声表现

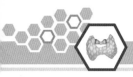

病例8（图6-3-8）

病史：患者女，61岁，体检发现甲状腺肿物2年，未予治疗。

超声检查：甲状腺右叶及峡部可见大小约42 mm×19 mm×47 mm低回声实性为主结节，边界清晰，边缘光整，周边可见低回声晕，内部回声不均匀，可见多发点状强回声，CDFI：周边可见环状血流信号，内部血流信号稀疏。弹性成像：蓝绿色渲染相间，以蓝色为主，弹性评分：3分。

超声诊断：甲状腺右叶及峡部实性为主结节（TI-RADS分类：4a类，弹性评分：3分）。

病理结果：（右叶及峡部）甲状腺滤泡性腺瘤，部分滤泡上皮生长活跃。

图 6-3-8 动态图

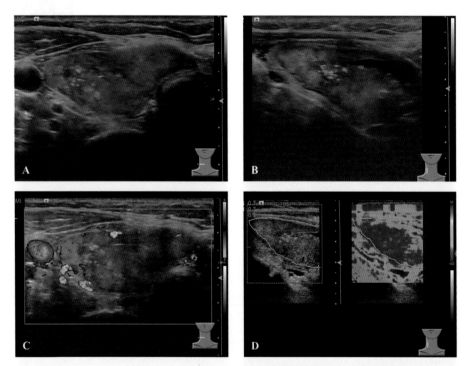

图 6-3-8　病例8甲状腺滤泡性腺瘤超声表现

参考文献

［1］葛均波, 徐永健, 王辰. 内科学[M]. 9版. 北京: 人民卫生出版社, 2014.

［2］陈孝平, 汪建平, 赵继宗. 外科学[M]. 9版. 北京: 人民卫生出版社, 2014.

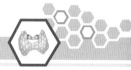

［3］燕山, 詹维伟, 周建桥. 甲状腺与甲状旁腺超声影像学[M]. 北京: 科学技术文献出版社, 2009, 137-158.

［4］方三高, 于永娟, 王丛. 2022年第五版WHO内分泌器官肿瘤分类[J]. 诊断病理学杂志, 2023, 30(5): 519-521.

［5］甲状腺结节及相关疾病热消融中西医结合诊疗指南（2021版）[J]. 中国卫生标准管理, 2022, 13(7): 1-7.

［6］甲状腺结节和分化型甲状腺癌诊治指南[J]. 中国肿瘤临床, 2012, 39(17): 1249-1272.

［7］王炳帝, 隋阳, 吴长君. 超声成像对甲状腺滤泡性肿瘤良恶性诊断的研究进展[J]. 中华医学超声杂志(电子版), 2021, 18(9): 898-900.

［8］陈志江, 王龙, 黄怡静, 等. 良性甲状腺囊肿超声引导聚桂醇硬化治疗效果及其相关因素分析[J]. 南方医科大学学报, 2016, 36(12): 1694-1699.

［9］赖兴建, 张波, 姜玉新, 等. 常规超声对甲状腺滤泡肿瘤的鉴别诊断价值[J]. 中国医学科学院学报, 2013, 35(5): 483-487.

［10］喻倩, 马步云. 甲状腺滤泡癌与甲状腺滤泡性腺瘤、结节性甲状腺肿的超声特征分析[J]. 中国临床医生杂志, 2021, 49(9): 1105-1108.

［11］周淑平. 结节性甲状腺肿合并甲状腺癌病理特征及免疫组化分析[J]. 临床合理用药杂志, 2020, 13(22): 141-142.

［12］黄家庆, 魏奕娜, 陈小曼, 等. 超声引导下甲状腺囊肿抽吸硬化治疗的应用价值[J]. 中国医药科学, 2018, 8(5): 214-216.

［13］张国伟. 彩色多普勒超声诊断甲状腺囊肿的价值[J]. 中国医药指南, 2011, 9(26): 297-298.

［14］Yildirim Simsir I, Cetinkalp S, Kabalak T. Review of factors contributing to nodular goiter and thyroid carcinoma[J]. Med Princ Pract, 2020, 29(1): 1-5.

［15］Moon WJ, Baek JH, Jung SL, et al. Ultrasonography and the ultrasound-based management of thyroid nodules: consensus statement and recommendations[J]. Korean J Radiol, 2011, 12(1): 1-14.

［16］McHenry CR, Phitayakorn R. Follicular adenoma and carcinoma of the thyroid gland[J]. Oncologist, 2011, 16(5): 585-593.

［17］Zhang JZ, Hu B. Sonographic features of thyroid follicular carcinoma in comparison with thyroid follicular adenoma[J]. J Ultrasound Med, 2014, 33(2): 221-227.

［18］Kim M, Han M, Lee JH, et al. Tumour growth rate of follicular thyroid carcinoma is not different from that of follicular adenoma[J]. Clin Endocrinol (Oxf), 2018, 88(6): 936-942.

［19］Bennedbaek FN, Hegedüs L. Treatment of recurrent thyroid cysts with ethanol: a randomized double-blind controlled trial[J]. J Clin Endocrinol Metab, 2003, 88(12): 5773-5777.

［20］de los Santos ET, Keyhani-Rofagha S, Cunningham JJ, et al. Cystic thyroid nodules. The dilemma of malignant lesions[J]. Arch Intern Med, 1990, 150(7): 1422-1427.

［21］Salabè GB. Pathogenesis of thyroid nodules: histological classification?[J]. Biomed Pharmacother, 2001, 55(1): 39-53.

［22］Haugen BR, Alexander EK, Bible KC, et al. 2015 American Thyroid Association Management Guidelines for adult patients with thyroid nodules and differentiated thyroid cancer: the

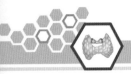

American Thyroid Association Guidelines Task Force on Thyroid Nodules and Differentiated Thyroid Cancer[J]. Thyroid, 2016, 26(1): 1-133.

［23］Freitas JE. Therapeutic options in the management of toxic and nontoxic nodular goiter[J]. Semin Nucl Med, 2000, 30(2): 88-97.

［24］Phitayakorn R, Super DM, McHenry CR. An investigation of epidemiologic factors associated with large nodular goiter[J]. J Surg Res, 2006, 133(1): 16-21.

［25］Chen AY, Bernet VJ, Carty SE, et al. American Thyroid Association statement on optimal surgical management of goiter[J]. Thyroid, 2014, 24(2): 181-189.

［26］Syrenicz A, Koziołek M, Ciechanowicz A, et al. New insights into the diagnosis of nodular goiter[J]. Thyroid Res, 2014, 7: 6.

［27］Wang Z, Fu B, Xiao Y, et al. Primary thyroid lymphoma has different sonographic and color Doppler features compared to nodular goiter[J]. J Ultrasound Med, 2015, 34(2): 317-323.

［28］Liu BJ, Zhang YF, Zhao CK, et al. Conventional ultrasound characteristics, TI-RADS category and shear wave speed measurement between follicular adenoma and follicular thyroid carcinoma [J]. Clin Hemorheol Microcirc, 2020, 75(3): 291-301.

［29］Yoon RG, Baek JH, Lee JH, et al. Diagnosis of thyroid follicular neoplasm: fine-needle aspiration versus core-needle biopsy [J]. Thyroid, 2014, 24(11): 1612-1617.

［30］Seo HS, Lee DH, Park SH, et al. Thyroid follicular neoplasms: can sonography distinguish between adenomas and carcinomas [J]. J Clin Ultrasound, 2009, 37(9): 493-500.

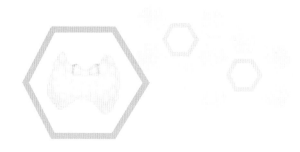

第七章 甲状腺恶性肿瘤

第一节 甲状腺癌总论

甲状腺癌（thyroid cancer）起源于甲状腺滤泡上皮或滤泡旁上皮细胞，是头颈部最常见的恶性肿瘤。近年来，全球甲状腺癌的发病率增长迅速，我国甲状腺癌以每年 20% 的速度持续增长。甲状腺癌的确切病因尚不明确，可能与癌基因的激活、电离辐射、碘摄入情况、遗传等因素有关。

大多数甲状腺癌无临床症状，通常在体检时通过甲状腺触诊和颈部超声检查而发现。甲状腺癌患者体征主要为甲状腺肿大或结节，结节质地硬，形状不规则、与周围组织粘连固定，并逐渐增大。若伴颈部淋巴结转移，可触及肿大的颈部淋巴结。肿瘤较大时可出现压迫症状，常可压迫气管、食管，使气管、食管移位。肿瘤局部侵犯严重时可出现呼吸困难、吞咽困难、声音嘶哑或交感神经受压引起的霍纳综合征等。

一、病理分型

根据最新版世界卫生组织（WHO）内分泌与神经内分泌肿瘤分类，甲状腺癌主要包括甲状腺滤泡上皮细胞起源的癌和 C 细胞起源的甲状腺髓样癌（medullary thyroid carcinoma，MTC）。根据组织学特征，甲状腺滤泡上皮细胞起源的癌又可分为分化型甲状腺癌（differentiated thyroid carcinoma，DTC）、高级别甲状腺滤泡上皮细胞起源的癌、未分化癌（anaplastic thyroid carcinoma，ATC）三大类，其中 DTC 最常见，占全部甲状腺癌 > 90%，包括甲状腺乳头状癌（papillary thyroid carcinoma，PTC）、甲状腺滤泡癌（follicular thyroid carcinoma，FTC）、甲状腺

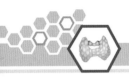

嗜酸细胞癌（oncocytic carcinoma of thyroid，OCA）。不同病理类型的甲状腺癌，其发病机制、生物学行为、组织学形态、临床表现、治疗方法及预后等均有明显不同。DTC多侵袭性低，预后良好；ATC侵袭性强，预后极差，MTC的预后介于两者间。

二、TNM分期

精准的肿瘤分期、病理分型和风险分层对甲状腺癌患者治疗决策的选择及预后具有重要意义。美国癌症联合委员会（American Joint Committee on Cancer，AJCC）第8版甲状腺癌TNM分期系统是目前国际上使用较为广泛的分期系统，是评估甲状腺癌分期及预后的重要参考标准之一。该系统根据术前评估（病史、查体、辅助检查）确定临床分期（cTNM），根据术后病理结果确定病理分期（pTNM）。

与其他恶性肿瘤不同的是，年龄对分化型甲状腺癌的分期有重要影响，在女性患者中尤为显著。研究表明＜55岁女性患者预后优于男性，而＞55岁女性预后与男性相似，可能与雌激素的保护有关，但机制尚不明确。分化型甲状腺癌自第2版AJCC TNM分期开始以45岁为界限区分不同分期，第8版将年龄界限从45岁提高至55岁。现将AJCC第8版甲状腺癌TNM分期系统详述如下（表7-1-1），T表示肿瘤大小，N表示淋巴结状态，M表示有无远处转移：

T：原发肿瘤。

TX：原发肿瘤不能评估。

T0：无肿瘤证据。

T1：肿瘤局限在甲状腺内，最大径≤2 cm。

T1a：肿瘤最大径≤1 cm。

T1b：肿瘤最大径＞1 cm，≤2 cm。

T2：肿瘤最大径＞2 cm，≤4 cm。

T3：肿瘤＞4 cm，局限于甲状腺内或大体侵犯甲状腺外带状肌。

T3a：肿瘤＞4 cm，局限于甲状腺内。

T3b：大体侵犯甲状腺外带状肌，无论肿瘤大小（带状肌包括胸骨舌骨肌、胸骨甲状肌、甲状舌骨肌、肩胛舌骨肌）。

T4：大体侵犯甲状腺外带状肌外。

T4a：侵犯喉、气管、食管、喉返神经及皮下软组织。

T4b：侵犯椎前筋膜，或包裹颈动脉、纵隔血管。

N：区域淋巴结。

N0：无淋巴结转移证据。

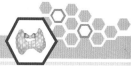

N1：区域淋巴结转移。

N1a：转移至Ⅵ、Ⅶ区（包括气管旁、气管前、喉前/Delphian 或上纵隔）淋巴结，可为单侧或双侧。

N1b：单侧、双侧或对侧颈淋巴结转移（包括Ⅰ、Ⅱ、Ⅲ、Ⅳ或Ⅴ区）或咽后淋巴结转移。

M：远处转移。

M0：无临床或影像学证据。

M1：远处转移。

表 7-1-1　甲状腺癌 TNM 分期

项目	T	N	M
乳头状或滤泡状癌（分化型）			
年龄＜55 岁			
Ⅰ期	任何 T	任何 N	0
Ⅱ期	任何 T	任何 N	1
年龄＞55 岁			
Ⅰ期	1	0	0
	2	0	0
Ⅱ期	1～2	1	0
	3a～3b	任何 N	0
Ⅲ期	4a	任何 N	0
ⅥA 期	4b	任何 N	0
ⅥB 期	任何 T	任何 N	1
髓样癌（所有年龄组）			
Ⅰ期	1	0	0
Ⅱ期	2～3	0	0
Ⅲ期	1～3	1a	0
ⅥA 期	4a	任何 N	0
	1～3	1b	0
ⅥB 期	4b	任何 N	0
ⅥC 期	任何 T	任何 N	1
未分化癌（所有年龄组）			
ⅣA 期	1～3a	0	0
ⅥB 期	1～3a	1	0
	3b～4	任何 N	0
ⅥC 期	任何 T	任何 N	1

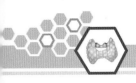

三、甲状腺癌的分子标志物检测

近年来,分子标志物检测在辅助甲状腺结节良恶性诊断方面受到广泛关注。《甲状腺结节和分化型甲状腺癌诊治指南》（2023 版）推荐：细针穿刺活检不能确定的良恶性甲状腺结节，或需要危险分层的恶性甲状腺结节，可对穿刺标本进行分子标志物检测。甲状腺肿瘤基因突变的类型较多，其中常见的有 *BRAF*、*KRAS*、*NRAS*、*HRAS*、*TERT*、*TP53* 等，其中 *BRAF* 基因突变是甲状腺乳头状癌最常见的突变位点，大多数 *BRAF* 基因突变为 *V600E* 突变。*RAS* 在 DTC 中的突变率仅次于 *BRAF*，在甲状腺滤泡癌和滤泡亚型乳头状癌中突变率较高。肿瘤分子标志物对甲状腺癌规范性管理具有重要的参考价值。

四、影像学检查

超声是评估甲状腺结节最重要的影像学检查手段，《甲状腺癌诊疗规范指南》（2018 版）推荐所有临床触诊或机会性筛查等方法发现的甲状腺结节均应行高分辨率颈部超声检查。超声可明确甲状腺结节的大小、数量、位置、质地(实性或囊性)、方位、回声、钙化、边缘、血供、包膜完整性、有无合并甲状腺弥漫性病变及颈部淋巴结转移等。

计算机体层成像（CT）和磁共振成像（MRI）在甲状腺结节的评估中作用有限，增强 CT 和 MRI 检查不优于超声，通常用于评估颈部淋巴结，显示甲状腺结节与周围解剖结构的关系，辅助术前临床分期及制订手术方案。

^{18}F-FDG PET 显像可反映甲状腺结节葡萄糖代谢水平，^{18}F-FDG 局灶性摄取增加提示肿瘤恶性风险增大，但仅根据 ^{18}F-FDG PET 显像不能准确鉴别甲状腺结节的良恶性。

在疾病的不同进展阶段需选择适合的检查技术。对初诊患者，超声是最常用的影像学检查方法，CT、MRI 等为重要的辅助检查；对复发、转移患者，多种影像学检查方法相互结合可更全面准确地评估病情。

（一）甲状腺癌可疑恶性超声特征

1. 实性结构

实性属于可疑恶性超声特征。但囊性结节中出现乳头状或不规则实性成分突入囊腔，或有血流信号及微钙化的实性成分也提示可能为恶性结节（图 7-1-1），

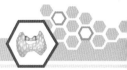

尤其为甲状腺乳头状癌。

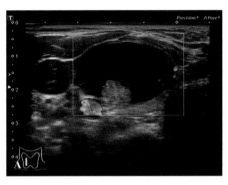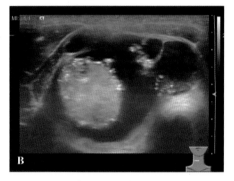

图 7-1-1　甲状腺乳头状癌（囊性结节中乳头状或不规则实性成分伴微钙化、血流信号）

2. 纵横比＞1（A/T＞1）

纵横比（A/T＞1）指横切面或纵切面上，结节前后径大于横向直径或纵向直径，即结节与颈部皮肤线的长轴垂直（图 7-1-2）。A/T＞1 被认为是诊断甲状腺恶性肿瘤特异性较高的超声特征。研究表明恶性结节以离心的方式垂直于正常组织平面生长，而良性结节以平行的方式沿着组织平面生长。

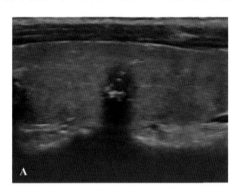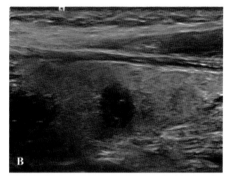

图 7-1-2　A/T＞1

3. 边缘不规则

边缘不规则是指甲状腺结节具有毛刺或锯齿状的边缘。若结节的实性成分出现分叶、成角或侵犯周围组织，也应认为边缘不规则（图 7-1-3）。边缘不规则为诊断甲状腺恶性肿瘤特异性较高的超声特征。

4. 低回声或极低回声

低回声指甲状腺实性结节回声低于正常甲状腺实质（图 7-1-4）；极低回声指甲状腺实性结节回声低于颈部带状肌（图 7-1-5）。C-TIRADS 将低回声和极低回声作为甲状腺恶性结节的超声征象，甲状腺结节回声越低，结节恶性风险越高。

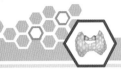
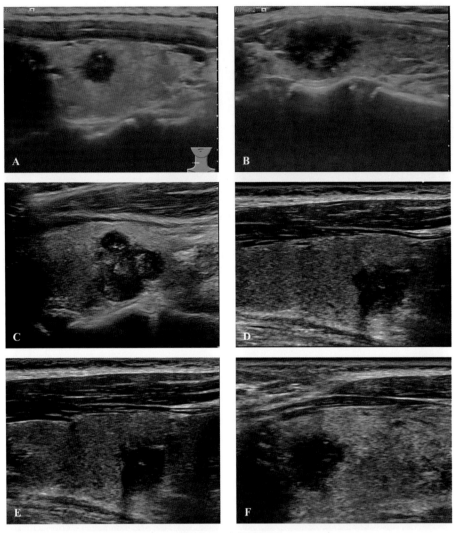

图 7-1-3　边缘不规则

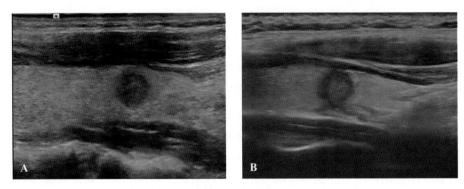

图 7-1-4　低回声

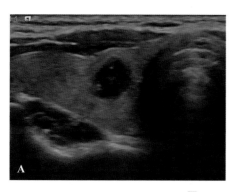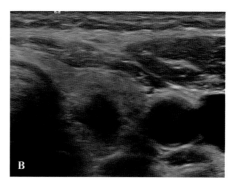

图 7-1-5　极低回声

5. 微钙化

病理学上，微钙化与由 10 ～ 100 μm 圆形、层状、结晶状钙化沉积物组成的砂粒体对应，是甲状腺恶性肿瘤最特异的超声特征之一。超声上微钙化表现为点状强回声，无声影（图 7-1-6），最常见于甲状腺乳头状癌。

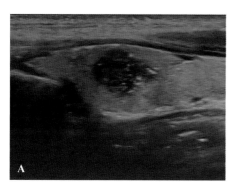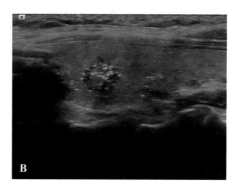

图 7-1-6　微钙化

（二）甲状腺癌间接征象

1. 颈部转移性淋巴结

颈部转移性淋巴结超声表现主要包括淋巴结呈圆形、淋巴门消失、淋巴结内部出现微钙化、囊性变、团状高回声及异常血管形成（图 7-1-7）。正常淋巴结具有门型血流信号，而转移性淋巴结常表现为外周血流或不规则血流增加。Kessler 等认为，70% 的甲状腺乳头状癌转移性淋巴结具有囊性成分，且在年轻患者中更常见。

2. 甲状腺外侵犯（Extrathyroidal extension，ETE）

为肿瘤浸润范围超出甲状腺包膜至甲状腺周围组织，声像图表现为甲状腺轮廓隆起或包膜回声缺失（图 7-1-8）。36% 经手术证实的甲状腺恶性肿瘤可见 ETE，在间变性癌、淋巴瘤和肉瘤中相对常见。ETE 是与复发和死亡风险相关的不良预后因素。

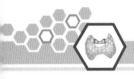
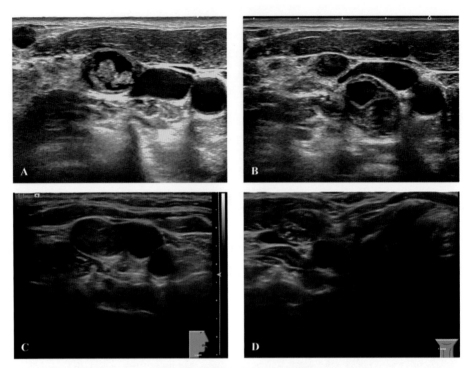

图 7-1-7 转移性淋巴结超声表现

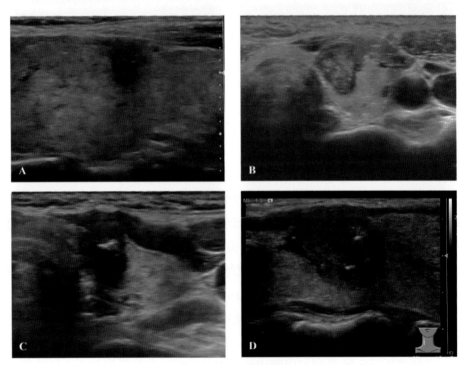

图 7-1-8 甲状腺外侵犯

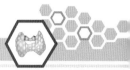

五、治疗

《甲状腺癌诊疗规范》（2018 版）推荐：DTC 的治疗以外科手术为主，辅以术后内分泌治疗、放射性碘治疗及靶向治疗。MTC 以外科手术为主，某些情况下需辅以放射性碘治疗、靶向治疗。ATC 的治疗，少数患者有手术机会，部分患者行放、化疗可能有一定效果，但总体预后差、生存时间短。

个体化诊疗模式已成为甲状腺癌临床治疗的发展方向。对甲状腺癌患者进行恶性风险分层，选择个体化的治疗方案，可降低患者的复发和死亡风险。

第二节　甲状腺乳头状癌

PTC 起源于甲状腺滤泡上皮细胞，为甲状腺癌最常见的组织学类型，女性多见，占所有甲状腺癌的 75%～80%。PTC 为"惰性"肿瘤，预后良好，5 年生存率为 95%～97%，但多灶性或双侧性 PTC 可能更具有侵袭性。PTC 的发病机制与头颈部辐射暴露史（特别是儿童时期）、遗传因素、激素紊乱等相关。

WHO 内分泌与神经内分泌肿瘤分类（第 5 版）中，根据不同的组织学特征，将 PTC 分为 13 个亚型，经典型为最常见的组织学亚型，约占 PTC 的 50%，其次为滤泡亚型，约占 PTC 的 40%。其他少见的有弥漫硬化亚型、包裹亚型、高细胞亚型、柱状细胞亚型及嗜酸细胞性亚型等。

组织学上经典型 PTC 具有特征性的细胞核及乳头样结构，因而得名甲状腺乳头状癌。细胞核呈卵圆形、增大，常重叠，胞质透明或毛玻璃样，可见核沟、核内假包涵体；乳头中心含纤维血管轴心，被覆肿瘤上皮细胞，分化好的乳头较长，呈复杂的树枝样形态，间质内常见砂粒体。滤泡亚型 PTC 癌结节完全或大部分由滤泡构成，具有 PTC 典型的细胞核特征，不形成乳头样结构。

在众多甲状腺癌相关基因中，*BRAF V600E* 基因突变是 PTC 最常见的突变位点。具有 *BRAF V600E* 基因突变的 PTC 患者甲状腺外侵犯、淋巴结转移、肿瘤复发率更高。术前检测 *BRAF* 基因突变状态有助于为 PTC 患者制订个体化的诊疗方案。

PTC 组织学亚型众多，声像图表现多样，良恶性结节的超声特征亦有相当大的重叠，现将临床工作中常见的经典亚型、滤泡亚型，以及有显著特征的弥漫硬化亚型 PTC 声像图表现总结如下：

经典亚型 PTC 的超声特征为结节呈低回声或极低回声、实性、边缘不规则或

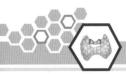

小分叶状、A/T > 1、微钙化、甲状腺外侵犯及颈部出现异常淋巴结。随着上述超声特征的增加，肿瘤恶性概率增加。

滤泡亚型 PTC 多表现为良性特征，常见的声像图表现为结节呈等回声或低回声、实性、边缘光整、圆形或椭圆形，A/T ≤ 1，微钙化不常见，与滤泡性肿瘤超声表现相似。

弥漫硬化型 PTC 罕见，好发于年轻女性，淋巴结及肺转移发生率较高。其特征性超声表现为甲状腺单侧或双侧弥漫性增大，实质呈弥漫散在不均匀低回声，其内散在大量微钙化，似"暴风雪"样，伴或不伴有肿块，颈部淋巴结转移常见，肿大淋巴结内"暴风雪"样的微钙化为转移性淋巴结的特征性超声表现。

甲状腺乳头状癌的治疗方法主要包括外科手术、联合内分泌治疗或放射性碘的综合治疗，某些情况下辅以靶向治疗，其中手术是 PTC 的主要治疗方法。对不存在高危因素的患者，行单侧甲状腺叶切除 + 峡部切除术，对合并高危因素的患者，应行甲状腺全切除术。

病例1（图7-2-1）

病史：患者男，41 岁，体检发现甲状腺肿物 20 d。

超声检查：甲状腺左叶中段可见大小约 12.7 mm × 11.4 mm × 13.9 mm 低回声实性结节，边缘不规则，内可见多发点状强回声，该结节与甲状腺后缘被膜关系密切，CDFI：内部未见明显血流信号。弹性成像：蓝绿色渲染相间，以蓝色为主，弹性评分：3 分。

超声诊断：甲状腺左叶实性结节（TI-RADS 分类：4c 类，弹性评分：3 分）。

病理结果：（左叶）甲状腺乳头状癌侵及甲状腺被膜。

图 7-2-1 动态图

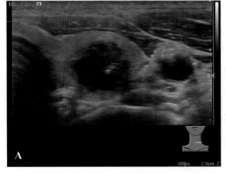
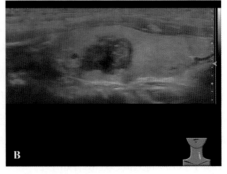

图 7-2-1　病例 1 甲状腺乳头状癌超声表现

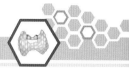

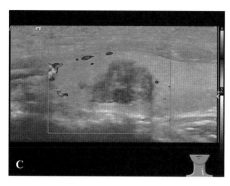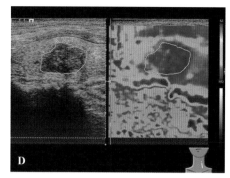

图 7-2-1 （续）

病例2（图7-2-2）

病史：患者女，30 岁，体检发现甲状腺肿物 14 d。

超声检查：甲状腺右叶下段近峡部可见大小约 15.3 mm × 13.2 mm × 18.2 mm 低回声实性结节，边缘不规则，内可见多发点状及粗大强回声，该结节局部外突，侵及甲状腺前缘被膜，与后缘被膜分界不清，CDFI：内部可见稀疏的血流信号。弹性成像：蓝绿色渲染相间，以蓝色为主，弹性评分：3 分。

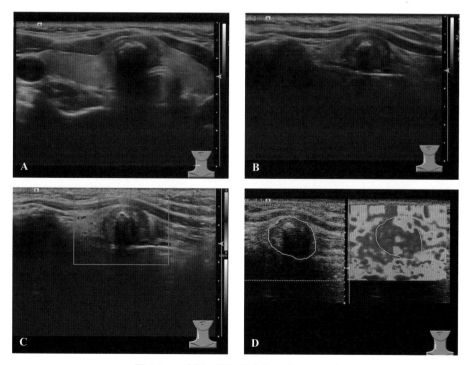

图 7-2-2　病例 2 甲状腺乳头状癌超声表现

超声诊断：甲状腺右叶实性结节（TI-RADS 分类：4c 类，弹性评分：3 分）。

病理结果：（右叶及峡部）甲状腺乳头状癌侵及甲状腺被膜。

图 7-2-2 动态图

病例3（图7-2-3）

病史：患者男，46 岁，体检发现甲状腺肿物 4 d，指甲大小，无疼痛。

超声检查：甲状腺左叶中段可见大小约 12 mm×16 mm×14 mm 低回声实性结节，A/T ＞ 1，边缘不规则，内可见多发点状及粗大强回声，该结节与甲状腺前缘及后缘被膜关系密切，CDFI：内未见明显血流信号。弹性成像：蓝绿色渲染相间，以蓝色为主，弹性评分：3 分。

超声诊断：甲状腺左叶实性结节（TI-RADS 分类：4c 类，弹性评分：3 分）。

病理结果：（左叶）甲状腺乳头状癌侵及甲状腺被膜。

图 7-2-3 动态图

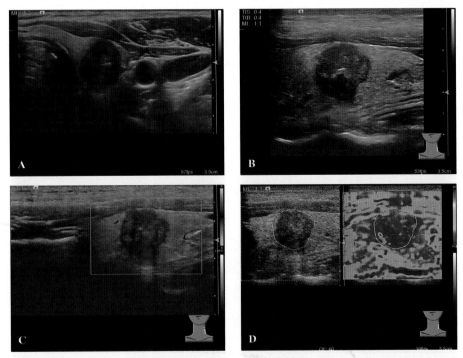

图 7-2-3　病例 3 甲状腺乳头状癌超声表现

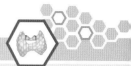

病例4（图7-2-4）

病史：患者女，53 岁，体检发现甲状腺肿物半月余。

超声检查：甲状腺右叶下段可见大小约 9 mm×9.3 mm 低回声实性结节，A/T＞1，边缘不规则，内可见多发点状强回声，该结节与甲状腺前缘及后缘被膜分界不清，CDFI：内未探及明显血流信号。弹性成像：蓝绿色渲染相间，以蓝色为主，弹性评分：3 分。

超声诊断：甲状腺右叶实性结节（TI-RADS 分类：4c 类，弹性评分：3 分）。

病理结果：（右叶）甲状腺乳头状癌侵及甲状腺被膜。

图 7-2-4 动态图

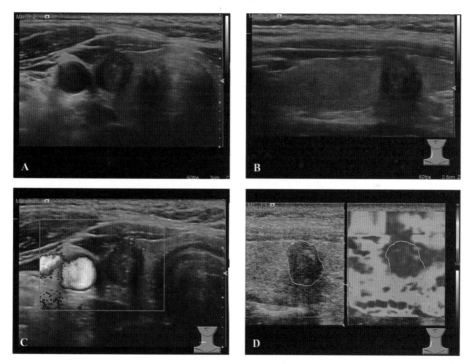

图 7-2-4　病例 4 甲状腺乳头状癌超声表现

病例5（图7-2-5）

病史：患者女，40 岁，体检发现甲状腺肿物 3 个月，颈部未肿大，未予治疗。现自觉颈前部略肿大。

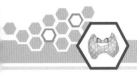

超声检查：甲状腺右叶中段近前缘可见大小约 8.3 mm × 8.6 mm × 10.3 mm 低回声实性结节，A/T > 1，边缘不规则，内可见多发点状强回声，该结节与前缘被膜分界不清，CDFI：内未探及明显血流信号。弹性成像：蓝绿色渲染相间，以蓝色为主，弹性评分：3 分。

超声诊断：甲状腺右叶实性结节（TI-RADS 分类：4c 类，弹性评分：3 分）。

病理结果：（右叶）甲状腺乳头状癌侵及甲状腺被膜。

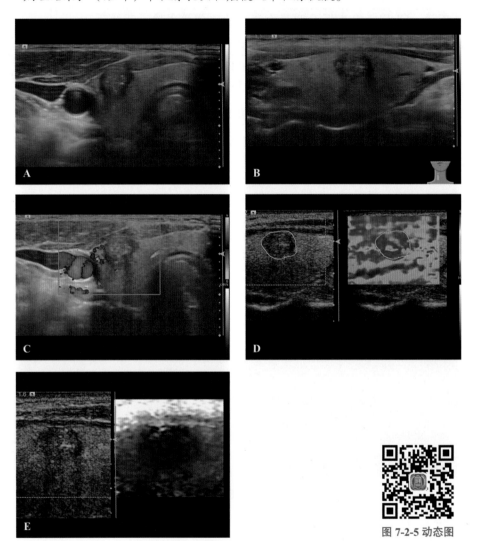

图 7-2-5 动态图

图 7-2-5　病例 5 甲状腺乳头状癌超声表现

病例6（图7-2-6）

病史：患者女，42岁，体检发现甲状腺肿物 7 d。

超声检查：甲状腺右叶上段可见大小约 8.0 mm × 9.6 mm × 11.3 mm 低回声实性结节，A/T > 1，边缘不规则，内部回声不均匀，可见一点状强回声，该结节与甲状腺外侧被膜关系密切，CDFI：内探及少量条状血流信号。弹性成像：以蓝色渲染为主，弹性评分：4分。

超声诊断：甲状腺右叶实性结节（TI-RADS 分类：4c 类，弹性评分：4分）。

病理结果：（右叶）甲状腺乳头状癌侵及甲状腺被膜。

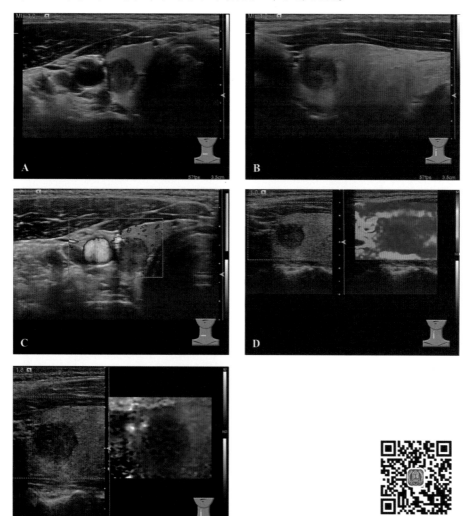

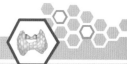

图 7-2-6 动态图

图 7-2-6　病例 6 甲状腺乳头状癌超声表现

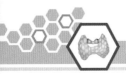
病例7（图7-2-7）

病史：患者女，28岁，体检发现甲状腺肿物6 d。

超声检查：甲状腺左叶中上段可见大小约15 mm×12 mm×21 mm低回声实性结节，边缘不规则，内可见数个小无回声区及多发点状强回声，该结节与甲状腺内侧缘及后缘被膜分界不清，结节周围甲状腺实质内散在多发点状强回声，CDFI：内部及周边血流信号丰富。弹性成像：蓝绿色渲染相间，以蓝色为主，弹性评分：3分。

超声诊断：甲状腺左叶实性结节（TI-RADS分类：4c类，弹性评分：3分）。

病理结果：（左叶）甲状腺乳头状癌侵及甲状腺被膜。

图7-2-7 动态图

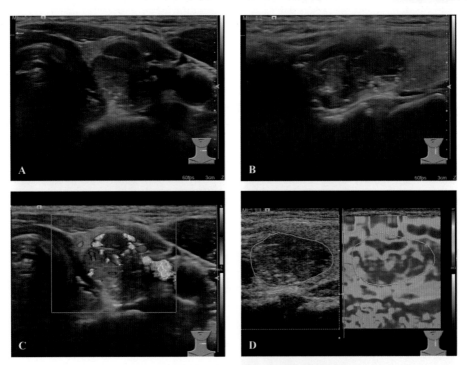

图7-2-7 病例7甲状腺乳头状癌超声表现

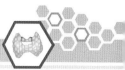

病例8（图7-2-8）

病史：患者女，29岁，体检发现甲状腺肿物1年，未予任何治疗。

超声检查：甲状腺右叶下段可见大小约6.0 mm×7.0 mm×6.3 mm低回声实性结节，A/T＞1，边界清晰，边缘光整，周边可见低回声晕，CDFI：内未探及明显血流信号。弹性成像：蓝绿色渲染相间，以蓝色为主，弹性评分：3分。

超声诊断：甲状腺右叶实性结节（TI-RADS分类：4a类，弹性评分：3分）。

病理结果：（右叶）甲状腺乳头状癌。

图7-2-8 动态图

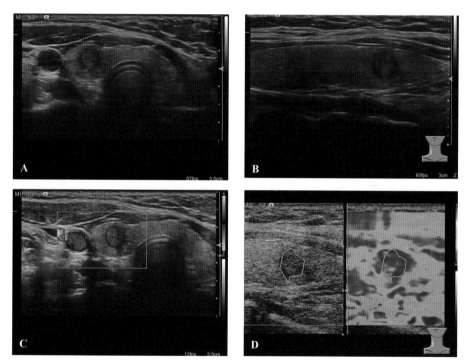

图7-2-8　病例8 甲状腺乳头状癌超声表现

病例9（图7-2-9）

病史：患者女，25岁，体检发现甲状腺肿物1年余，未予任何治疗。

超声检查：甲状腺右叶中段可见大小约6.9 mm×7.1 mm×9.4 mm低回声实性

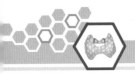
结节，A/T＞1，边缘不规则，内部回声不均匀，散在多发点状强回声，CDFI：内见稀疏的血流信号。弹性成像：蓝绿色渲染相间，以蓝色为主，弹性评分：3分。

超声诊断：甲状腺右叶实性结节（TI-RADS 分类：4c 类，弹性评分：3分）。

病理结果：（右叶）甲状腺乳头状癌。

图 7-2-9 动态图

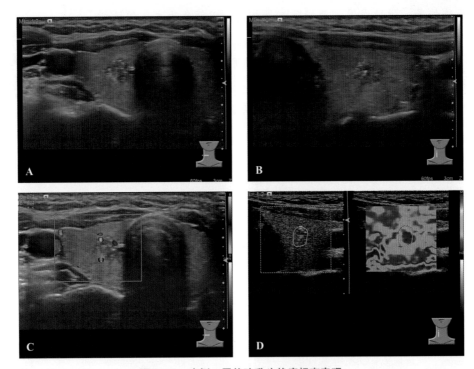

图 7-2-9　病例 9 甲状腺乳头状癌超声表现

病例10（图7-2-10）

病史：患者女，30岁，颈部不适1个月，1 d 前颈部超声检查发现甲状腺肿物。

超声检查：甲状腺左叶上段可见大小约 6.6 mm×7.4 mm×6.3 mm 低回声实性结节，A/T＞1，边缘不规则，内可见多发点状强回声，CDFI：内未见明显血流信号。弹性成像：蓝绿色渲染相间，以绿色为主，弹性评分：2分。

超声诊断：甲状腺左叶实性结节（TI-RADS 分类：4c 类，弹性评分：2分）。

病理结果：（左叶）甲状腺乳头状癌。

图 7-2-10 动态图

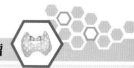

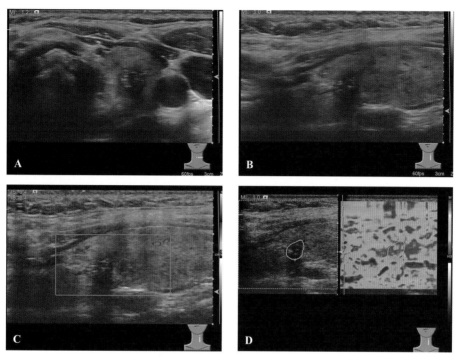

图 7-2-10　病例 10 甲状腺乳头状癌超声表现

病例11（图7-2-11）

病史：患者女，48 岁，体检发现甲状腺肿物 10 d。

超声检查：甲状腺左叶下段可见大小约 6.5 mm×9.6 mm×12.7 mm 低回声实性结节，A/T > 1，边缘不规则，内部回声不均匀，可见多发点状及粗大强回声，后方回声衰减，该结节与甲状腺前被膜及内侧被膜关系密切，CDFI：内见点状血流信号。弹性成像：蓝绿色渲染相间，以蓝色为主，弹性评分：3 分。

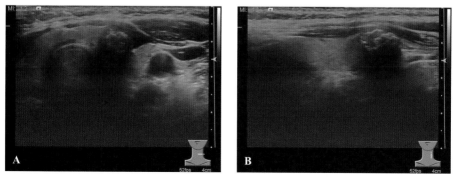

图 7-2-11　病例 11 甲状腺乳头状癌超声表现

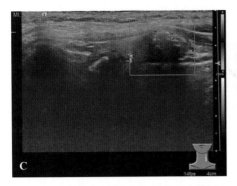
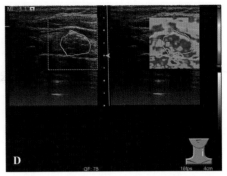

图 7-2-11 （续）

超声诊断：甲状腺左叶实性结节（TI-RADS 分类：4c 类，弹性评分：3 分）。

病理结果：（左叶）甲状腺乳头状癌伴纤维化、钙化，侵及甲状腺被膜。

图 7-2-11 动态图

病例12（图7-2-12）

病史：患者女，56 岁，体检发现甲状腺肿物 1 个月。

超声检查：甲状腺左叶中段近前缘可见大小约 9.9 mm × 10.8 mm × 11.9 mm 低回声实性结节，A/T > 1，边缘不规则，内部回声不均匀，后方回声衰减，该结节与甲状腺前缘被膜关系密切，该处被膜局限性隆起，CDFI：内部及周边可探及多发条状血流信号。弹性成像：蓝绿色渲染相间，以蓝色为主，弹性评分：3 分。

超声诊断：甲状腺左叶实性结节（TI-RADS 分类：4c 类，弹性评分：3 分）。

图 7-2-12 动态图

病理结果：（左叶）甲状腺乳头状癌侵及甲状腺被膜，与横纹肌纤维性粘连。

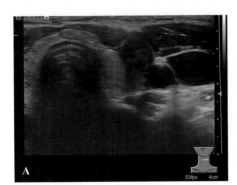
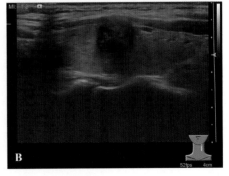

图 7-2-12　病例 12 甲状腺乳头状癌超声表现

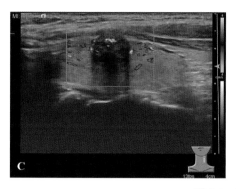
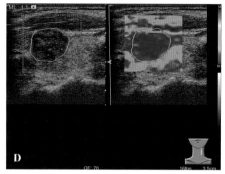

图 7-2-12　（续）

病例13（图7-2-13）

病史：患者女，21岁，体检发现甲状腺肿物 5 d。

超声检查：甲状腺右叶下极可见大小约 8.7 mm×10.0 mm×12.2 mm 低回声实性结节，A/T＞1，边缘不规则，边缘成角，内部回声不均匀，可见多发点状强回声，CDFI：内部及周边血流信号丰富。

超声诊断：甲状腺右叶实性结节（TI-RADS 分类：4c 类）。

病理结果：（右叶）甲状腺乳头状癌侵及甲状腺被膜。

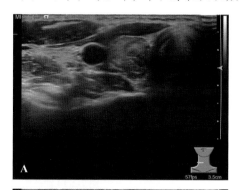
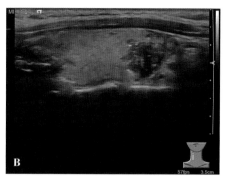
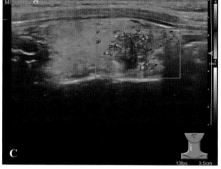

图 7-2-13 动态图

图 7-2-13　病例 13 甲状腺乳头状癌超声表现

95

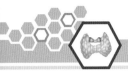

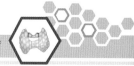

膜分界欠清, CDFI: 内未探及明显血流信号。

　　超声诊断: 甲状腺右叶实性结节 (TI-RADS 分类: 4c 类)。

　　病理结果:(右叶及峡部)甲状腺乳头状癌侵及甲状腺被膜。

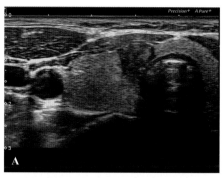
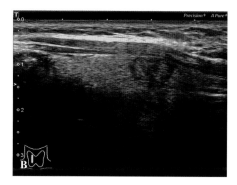
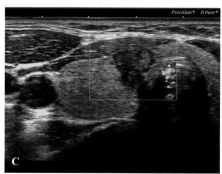

图 7-2-15 动态图

图 7-2-15　病例 15 甲状腺乳头状癌超声表现

病例16(图7-2-16)

　　病史: 患者女, 49 岁, 体检发现甲状腺肿物 1 个月。

　　超声检查: 甲状腺右叶中段近后缘可见大小约 5.6 mm × 5.7 mm × 5.6 mm 低回声实性结节, A/T > 1, 边缘不规则, 内可见多发点状及粗大强回声, 该结节与甲状腺后缘被膜关系密切, CDFI: 内未探及明显血流信号。

　　超声诊断: 甲状腺右叶实性结节 (TI-RADS 分类: 4c 类)。

　　病理结果:(右叶)甲状腺乳头状癌。

图 7-2-16 动态图

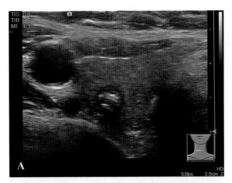
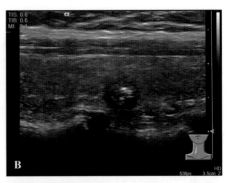

图 7-2-16　病例 16 甲状腺乳头状癌超声表现

病例17（图7-2-17）

病史：患者女，53 岁，体检发现甲状腺肿物 10 d。

超声检查：甲状腺左叶中段可见大小约 9.0 mm×14.6 mm×9.3 mm 极低回声实性结节，A/T＞1，边缘不规则，内可见多发点状及粗大强回声，后方回声衰减，CDFI：内见稀疏的血流信号。弹性成像：蓝绿色渲染相间，以蓝色为主，弹性评分：3 分。

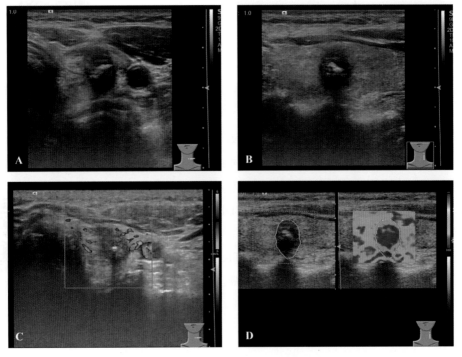

图 7-2-17　病例 17 甲状腺乳头状癌超声表现

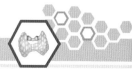

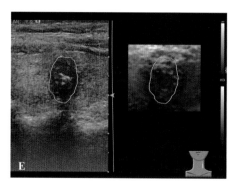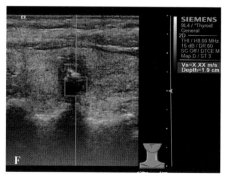

图 7-2-17 （续）

超声诊断：甲状腺左叶实性结节（TI-RADS 分类：4c 类，弹性评分：3 分）。

病理结果：（左叶）甲状腺乳头状癌。

病例18（图7-2-18）

病史：患者女，38 岁，体检发现甲状腺肿物 1 个月。

超声检查：甲状腺左叶中段近后缘可见大小约 10.2 mm × 11.2 mm × 14.4 mm 低回声实性结节，A/T＞1，边缘不规则，边缘成角，内可见数枚点状强回声，该结节与甲状腺后缘被膜关系密切，CDFI：内未探及明显血流信号。

弹性成像：蓝绿色渲染相间，以蓝色为主，弹性评分：3 分。

超声诊断：甲状腺左叶实性结节（TI-RADS 分类：4c 类，弹性评分：3 分）。

病理结果：（左叶）甲状腺乳头状癌侵及甲状腺被膜。

图 7-2-18 动态图

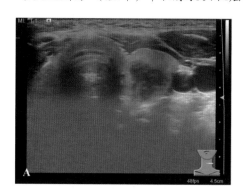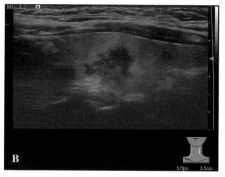

图 7-2-18　病例 18 甲状腺乳头状癌超声表现

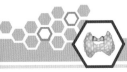
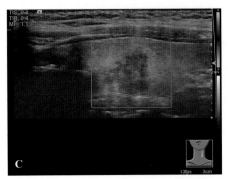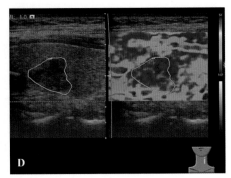

图 7-2-18 （续）

病例19（图7-2-19）

病史：患者女，47岁，体检发现甲状腺肿物约半年。

超声检查：甲状腺左叶下段可见大小约 5.1 mm×4.4 mm 低回声实性结节，边缘不规则，内可见多发点状强回声，后方回声衰减，CDFI：内未探及明显血流信号。弹性成像：蓝绿色渲染相间，以蓝色为主，弹性评分：3分。

超声诊断：甲状腺左叶实性结节（TI-RADS 分类：4b 类，弹性评分：3 分）。

病理结果：（左叶）甲状腺乳头状癌。

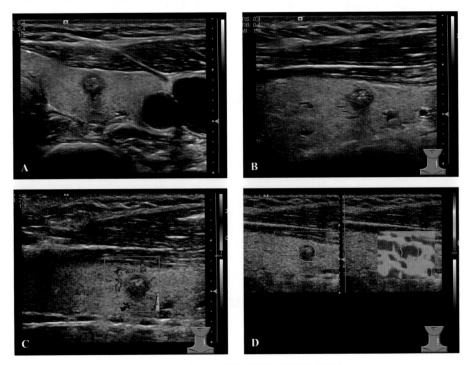

图 7-2-19　病例 19 甲状腺乳头状癌超声表现

病例20（图7-2-20）

病史：患者女，42岁，体检发现甲状腺肿物约5个月。

超声检查：甲状腺左叶中段近后缘可见大小约6.0 mm×6.8 mm×7.0 mm极低回声实性结节，A/T＞1，边缘不规则，该结节与甲状腺后缘被膜关系密切，CDFI：内未探及明显血流信号。弹性成像：蓝绿色渲染相间，以蓝色为主，弹性评分：3分。

超声诊断：甲状腺左叶实性结节（TI-RADS分类：4c类，弹性评分：3分）。

病理结果：（左叶）甲状腺乳头状癌。

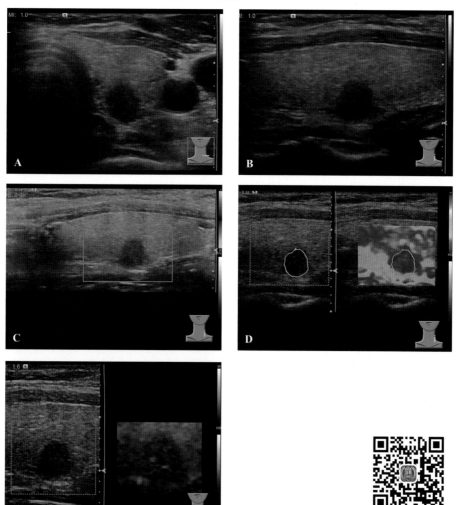

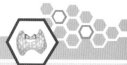

图 7-2-20 动态图

图 7-2-20　病例 20 甲状腺乳头状癌超声表现

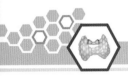

病例21（图7-2-21）

病史：患者女，50岁，体检发现甲状腺肿物约半年。

超声检查：甲状腺左叶中段近后缘可见大小约 10.4 mm×12.5 mm×17.4 mm 低回声实性结节，A/T＞1，边缘不规则，内可见多发点状及粗大强回声，后方回声衰减，该结节与甲状腺前、后及外侧被膜关系密切，CDFI：内未探及明显血流信号。弹性成像：蓝绿色渲染相间，以蓝色为主，弹性评分：3分。

图 7-2-21 动态图

超声诊断：甲状腺左叶实性结节（TI-RADS 分类：4c 类，弹性评分：3分）。

病理结果：（左叶）甲状腺乳头状癌。

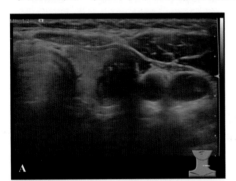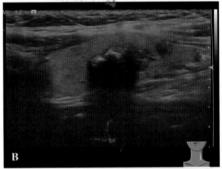
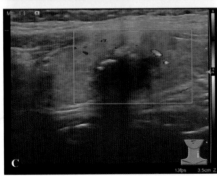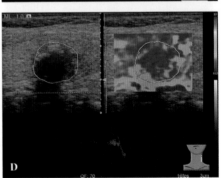

图 7-2-21　病例 21 甲状腺乳头状癌超声表现

病例22（图7-2-22）

病史：患者男，53岁，体检发现甲状腺肿物 3 个月。

超声检查：甲状腺左叶中段可见大小约 6.5 mm×7.5 mm×8.3 mm 等回声实性

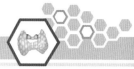

结节，A/T＞1，边界清晰，边缘光整，周边可见厚的低回声晕，CDFI：周边可见条状血流信号，内部未见明显血流信号。

　　超声诊断：甲状腺左叶实性结节（TI-RADS分类：4a类）。

　　病理结果：（左叶）甲状腺乳头状癌。

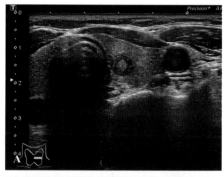
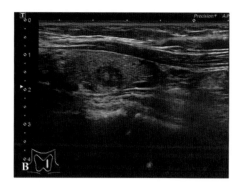
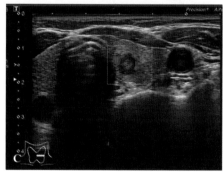

图 7-2-22 动态图

图 7-2-22　病例 22 甲状腺乳头状癌超声表现

病例23（图7-2-23）

　　病史：患者女，33岁，体检发现甲状腺肿物约半年。

　　超声检查：甲状腺左叶中上段可见大小约 6.3 mm×7.3 mm×6.4 mm 极低回声实性结节，A/T＞1，边缘不规则，CDFI：内未见明显血流信号。

弹性成像：蓝绿色渲染相间，以绿色为主，弹性评分：2分。

　　超声诊断：甲状腺左叶实性结节（TI-RADS分类：4b类，弹性评分：2分）。

　　病理结果：（左叶）甲状腺乳头状癌。

图 7-2-23 动态图

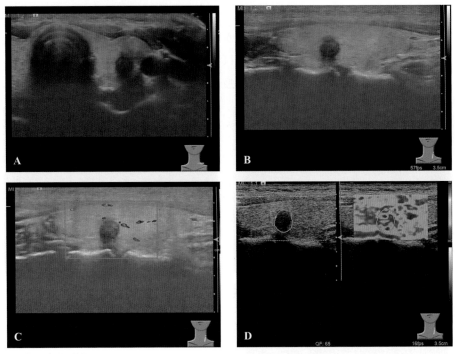

图 7-2-23　病例 23 甲状腺乳头状癌超声表现

病例24（图7-2-24）

病史：患者女，50 岁，体检发现甲状腺肿物约 8 个月。

超声检查：甲状腺右叶中段可见大小约 6.8 mm×8.4 mm×7.2 mm 低回声实性结节，A/T＞1，边界清晰，边缘光整，周边可见较厚的低回声晕，内部回声不均匀，该结节与甲状腺内侧被膜关系密切，CDFI：周边可见环状血流信号，内部未探及明显血流信号。弹性成像：蓝绿色渲染相间，以蓝色为主，弹性评分：3 分。

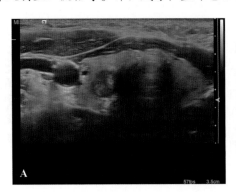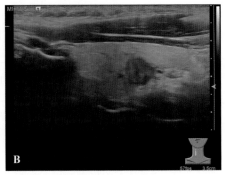

图 7-2-24　病例 24 甲状腺乳头状癌超声表现

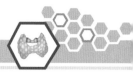

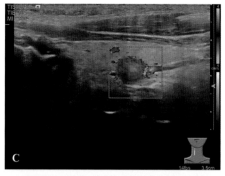
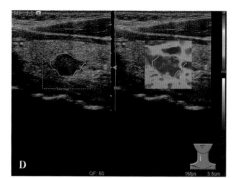

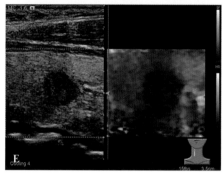

图 7-2-24 动态图

图 7-2-24 （续）

　　超声诊断：甲状腺右叶实性结节（TI-RADS 分类：4a 类，弹性评分：3 分）。

　　病理结果：（右叶）甲状腺乳头状癌侵及甲状腺被膜。

病例25（图7-2-25）

　　病史：患者女，38 岁，体检发现甲状腺肿物 2 个月。

　　超声检查：甲状腺左叶中段近后缘可见大小约 7.7 mm × 8.5 mm × 9.1 mm 极低回声实性结节，A/T＞1，边缘不规则，内部回声不均匀，内可见数枚点状强回声，该结节与甲状腺后缘被膜分界不清，CDFI：内部未探及明显血流信号。弹性成像：蓝绿色渲染相间，以蓝色为主，弹性评分：3 分。

　　超声诊断：甲状腺左叶实性结节（TI-RADS 分类：4c 类，弹性评分：3 分）。

　　病理结果：（左叶）甲状腺乳头状癌侵及甲状腺被膜。

图 7-2-25 动态图

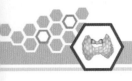

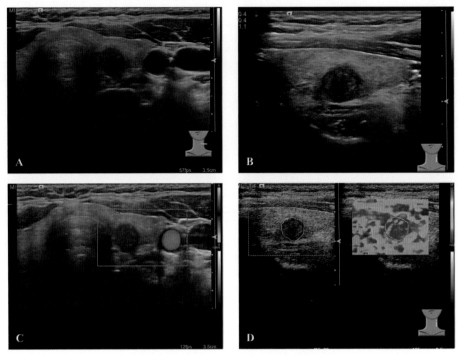

图 7-2-25　病例 25 甲状腺乳头状癌超声表现

病例26（图7-2-26）

病史：患者女，64 岁，体检发现甲状腺肿物 2 周。

超声检查：甲状腺左叶可见大小约 22.9 mm×16.5 mm×16.2 mm 低回声实性结节，边缘不规则，可见多发点状及粗大强回声，该结节与甲状腺被膜分界不清，CDFI：内部血流信号较丰富。弹性成像：蓝绿色渲染相间，以蓝色为主，弹性评分：3 分。

左侧颈部Ⅲ区、Ⅳ区可见多发淋巴结，淋巴门结构消失，内可见稍高回声团、多发小囊状无回声及点状强回声，较大者位于Ⅲ区，大小约 7.3 mm×3.6 mm。

超声诊断：甲状腺左叶实性结节（TI-RADS 分类：5 类，弹性评分：3 分）；左侧颈部Ⅲ区、Ⅳ区多发异常淋巴结。

病理结果：（左叶）甲状腺乳头状癌侵及甲状腺被膜，左中央区淋巴结（＋）3/5；左颈部Ⅲ区、Ⅳ区淋巴结（＋）3/6。

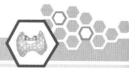

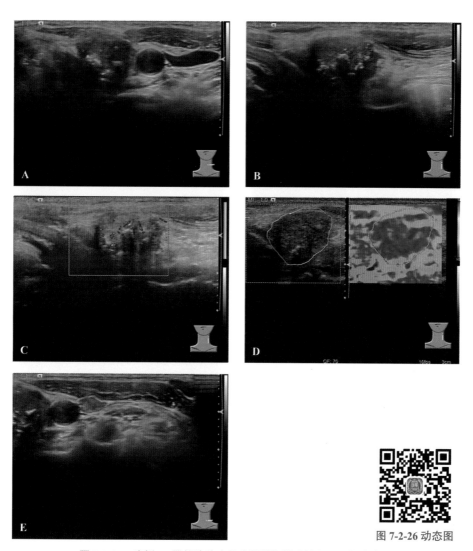

图 7-2-26 动态图

图 7-2-26　病例 26 甲状腺乳头状癌及颈部转移性淋巴结超声表现

病例27（图7-2-27）

病史：患者女，32 岁，体检发现甲状腺肿物 1 周。

超声检查：甲状腺右叶下段可见大小约 19.3 mm × 14.0 mm × 20.5 mm 低回声实性结节，边缘不规则，内散在多发点状强回声，该结节与甲状腺被膜关系密切，CDFI：内部血流信号丰富。弹性成像：蓝绿色渲染相间，以蓝色为主，弹性评分：3 分。

超声诊断：甲状腺右叶实性结节（TI-RADS 分类：4c 类，弹

图 7-2-27 动态图

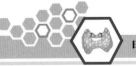

性评分：3分）。

病理结果：（右叶）甲状腺乳头状癌。

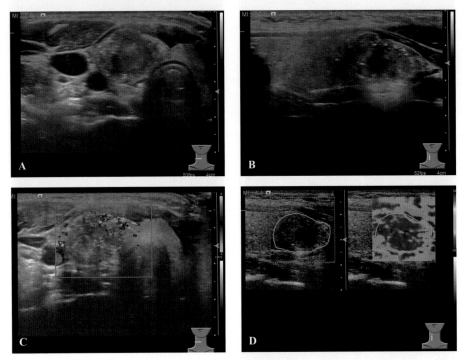

图 7-2-27　病例 27 甲状腺乳头状癌超声表现

病例28（图7-2-28）

病史：患者女，49 岁，体检发现甲状腺肿物 15 d。

超声检查：甲状腺左叶中段可见大小约 15.4 mm×16.1 mm×17.3 mm 低回声实性结节，A/T＞1，边缘不规则，内部回声不均匀，可见多发点状强回声，CDFI：内可见条状血流信号。弹性成像：蓝绿色渲染相间，以蓝色为主，弹性评分：3分。

超声诊断：甲状腺左叶实性结节（TI-RADS 分类：4c 类，弹性评分：3分）。

病理结果：（左叶）甲状腺乳头状癌侵及甲状腺被膜。

图 7-2-28 动态图

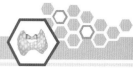

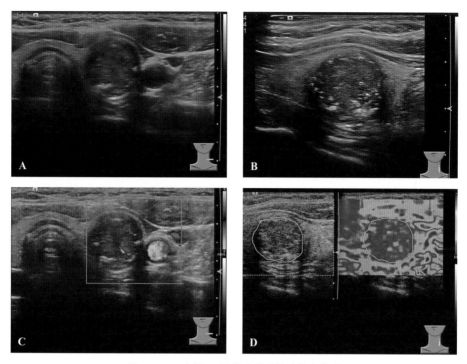

图 7-2-28 病例 28 甲状腺乳头状癌超声表现

病例29（图7-2-29）

病史：患者男，39岁，1周前CT及彩超发现甲状腺肿物。

超声检查：甲状腺右叶可见大小约 21.0 mm×20.0 mm×37.8 mm 囊实混合性结节，实性部分呈低回声，边缘不规则，内可见多发点状强回声，部分突向囊腔内，该结节与甲状腺被膜关系密切，CDFI：实性部分血流信号较丰富。弹性成像：实性部分蓝绿色渲染相间，以蓝色为主，弹性评分：3分。

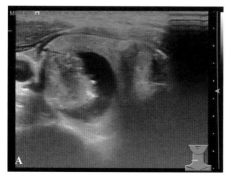
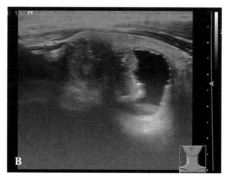

图 7-2-29 病例 29 甲状腺乳头状癌超声表现

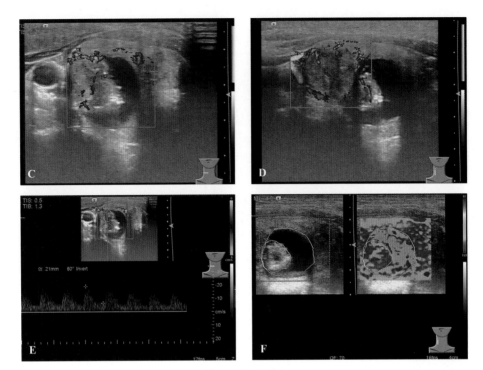

图 7-2-29 （续）

超声诊断：甲状腺右叶囊实混合性结节（TI-RADS 分类：4c 类，弹性评分：3 分）。

病理结果：（右叶）甲状腺乳头状癌侵及横纹肌。

图 7-2-29 动态图

病例30（图7-2-30）

病史：患者女，44 岁，体检发现甲状腺肿物 2 个月。

超声检查：甲状腺右叶可见大小约 29.9 mm×19.4 mm×43.1 mm 囊实混合性结节，边界清晰，边缘光整，囊内可见范围约 7.6 mm×6.5 mm×29.0 mm 稍低实性回声区，边缘不规则，囊性部分透声良好，CDFI：实性部分可见条状血流信号。

超声诊断：甲状腺右叶囊实混合性结节（TI-RADS 分类：4a 类）。

病理结果：（右叶）甲状腺乳头状癌侵及甲状腺被膜，伴结节性甲状腺肿，纤维化、囊性变。

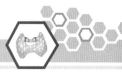

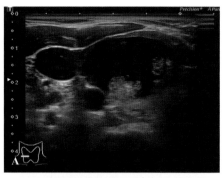

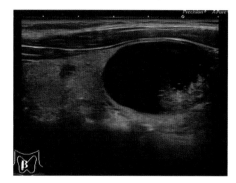

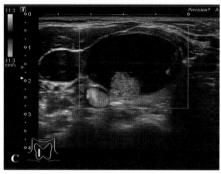

图 7-2-30 动态图

图 7-2-30 病例 30 甲状腺乳头状癌超声表现

病例31（图7-2-31）

病史：患者女，25 岁，体检发现甲状腺肿物 10 d。

超声检查：甲状腺大小形态正常，左、右叶对称，甲状腺左叶弥漫散在多发点状强回声。甲状腺左叶上段可见大小约 13.4 mm×11.9 mm×18.6 mm 低回声实性结节，边缘不规则，内可见多发点状强回声，CDFI：内部及周边血流信号丰富，走行紊乱。声辐射力脉冲弹性成像：结节为灰黑色，弹性评分：4 分。

左侧颈部Ⅳ区可见多发淋巴结，淋巴门结构消失，内可见稍高回声团及多发点状强回声，较大者约 12.0 mm×4.6 mm。

超声诊断：甲状腺左叶弥漫散在多发点状强回声，甲状腺左叶实性结节（TI-RADS 分类：5 类，弹性评分：4 分，考虑弥漫硬化型乳头状癌可能）；左侧颈部Ⅳ区多发异常淋巴结。

病理结果：（左叶）甲状腺乳头状癌侵及被膜；左中央区、左侧颈部Ⅳ区淋巴结（＋）分别为 6/8、3/6。

图 7-2-31 动态图

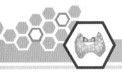

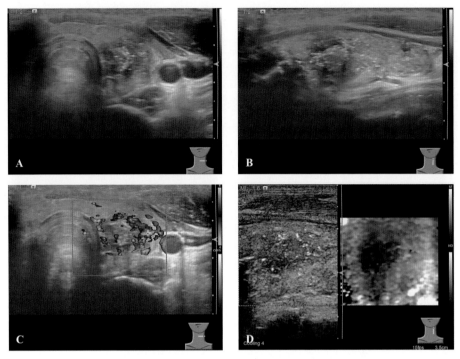

图 7-2-31　病例 31 甲状腺乳头状癌超声表现

病例32（图7-2-32）

病史：患者女，24 岁，体检发现甲状腺肿物 5 d。

超声检查：甲状腺右叶中上段偏外侧可见大小约 14.7 mm×8.1 mm×10.2 mm 低回声实性结节，边缘不规则，内部回声不均匀，可见多发小囊状无回声及点状强回声，CDFI：周边可见条状血流信号，内部未见明显血流信号。

超声诊断：甲状腺右叶实性结节（TI-RADS 分类：4b 类）。

病理结果：（右叶）甲状腺乳头状癌侵及甲状腺被膜，伴结节性甲状腺肿。

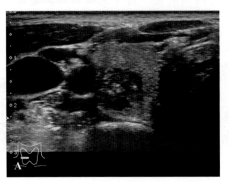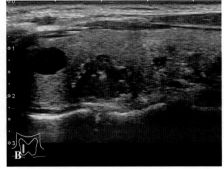

图 7-2-32　病例 32 甲状腺乳头状癌超声表现

221
11111
111111111111

111111111

1111111111

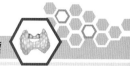

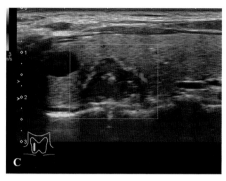

图 7-2-32 动态图

图 7-2-32 （续）

病例33（图7-2-33）

病史：患者女，31岁，体检发现甲状腺肿物7 d。

超声检查：甲状腺大小形态正常，左、右叶对称，甲状腺左叶弥漫散在多发点状强回声。甲状腺左叶可见大小约 14.9 mm×12.5 mm×21.6 mm 低回声实性结节，边缘不规则，内可见多发点状强回声，CDFI：内部可见稀疏的血流信号。弹性成像：蓝绿色渲染相间，以蓝色为主，弹性评分：3分。

左侧颈部Ⅱ～Ⅵ区可见多发椭圆形及类圆形低回声淋巴结，淋巴门结构消失，内可见多发点状强回声，较大者约 8.0 mm×5.0 mm。

超声诊断：甲状腺左叶弥漫散在多发点状强回声，甲状腺左叶实性结节（TI-RADS 分类：5 类，弹性评分：3 分，考虑弥漫硬化型乳头状癌可能）；左侧颈部多发异常淋巴结。

病理结果：（左叶）甲状腺乳头状癌；左中央区淋巴结（＋）4/5；左侧颈部Ⅱ～Ⅴ区淋巴结（＋）3/16。

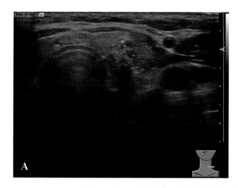

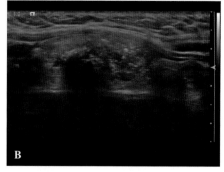

图 7-2-33　病例 33 甲状腺乳头状癌及颈部转移性淋巴结超声表现

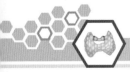

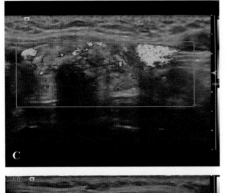

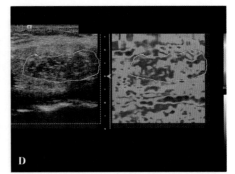

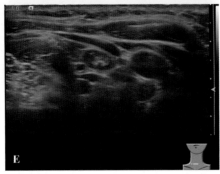

图 7-2-33 动态图

图 7-2-33 （续）

病例34（图7-2-34）

病史：患者男，29 岁，体检发现甲状腺肿物 1 个月。

超声检查：甲状腺右叶可见大小约 27.8 mm×30.1 mm×30.2 mm 低回声实性结节，A/T＞1，边缘不规则，内部回声不均匀，可见多发点状强回声，与甲状腺被膜关系密切，CDFI：内部及周边血流信号丰富。弹性成像：蓝绿色渲染相间，以蓝色为主，弹性评分：3 分。

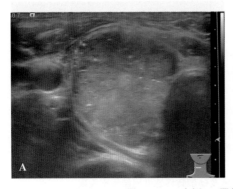

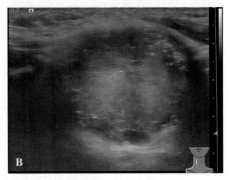

图 7-2-34　病例 34 甲状腺乳头状癌超声表现

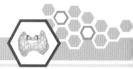

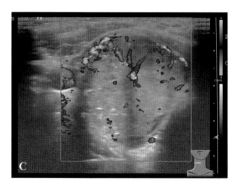

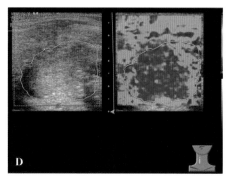

图 7-2-34 （续）

超声诊断：甲状腺右叶实性结节（TI-RADS 分类：4c 类，弹性评分：3 分）。

病理结果：（右叶）甲状腺乳头状癌侵及被膜外软组织。

图 7-2-34 动态图

病例35（图7-2-35）

病史：患者女，31 岁，体检发现甲状腺肿物半年。

超声检查：甲状腺右叶上段近前缘可见大小约 10.1 mm × 9.1 mm × 12.6 mm 低回声实性结节，边缘规则，周边可见厚薄不均的低回声晕，CDFI：内部可见稀疏的血流信号。弹性成像：蓝绿色渲染相间，以绿色为主，弹性评分：2 分。

超声诊断：甲状腺右叶实性结节（TI-RADS 分类：4a 类，弹性评分：2 分）。

病理结果：（右叶）甲状腺乳头状癌侵及甲状腺被膜，伴结节性甲状腺肿。

图 7-2-35 动态图

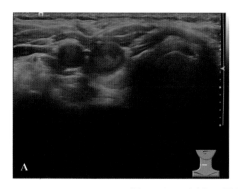

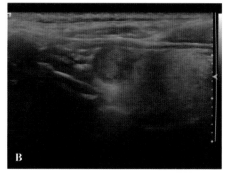

图 7-2-35　病例 35 甲状腺乳头状癌超声表现

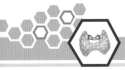

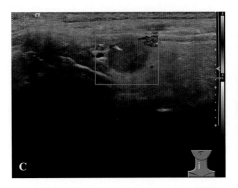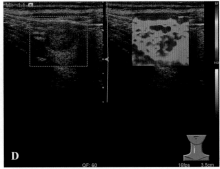

图 7-2-35 （续）

病例36（图7-2-36）

病史：患者女，23 岁，体检发现甲状腺肿物 5 d。

超声检查：甲状腺左叶中段近前缘可见大小约 17.4 mm×11.2 mm×18.6 mm 低回声实性结节，边缘不规则，内可见小囊状无回声，内还可见多发点状及粗大强回声，该结节与甲状腺前缘被膜关系密切，CDFI：周边血流信号较丰富，内部可见稀疏的血流信号。弹性成像：蓝绿色渲染相间，以蓝色为主，弹性评分：3 分。

超声诊断：甲状腺左叶实性结节（TI-RADS 分类：4c 类，弹性评分：3 分）。

病理结果：（左叶）甲状腺乳头状癌侵及甲状腺被膜，伴结节性甲状腺肿。

图 7-2-36 动态图

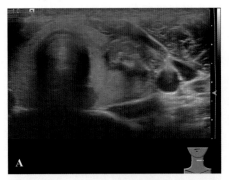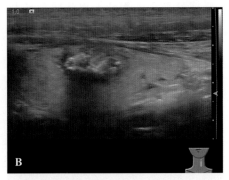

图 7-2-36 病例 36 甲状腺乳头状癌超声表现

116

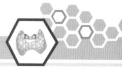

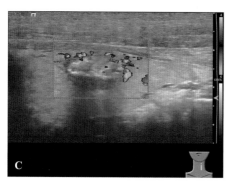
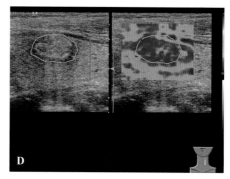

图 7-2-36 （续）

病例37（图7-2-37）

病史：患者女，44岁，体检发现甲状腺肿物5d。

超声检查：甲状腺右叶饱满增大，内可见大小约41.0 mm×34.0 mm×63.6 mm实性为主的混合性结节，边界清晰，边缘光整，内散在多发小无回声区及点状强回声，该结节占据甲状腺右叶大部分实质，CDFI：内部及周边血流信号较丰富。弹性成像：蓝绿色渲染相间，以蓝色为主，弹性评分：3分。

超声诊断：甲状腺右叶实性为主的混合性结节（TI-RADS分类：4a类，弹性评分：3分）。

图 7-2-37 动态图

病理结果：（右叶）甲状腺乳头状癌。

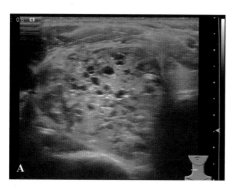
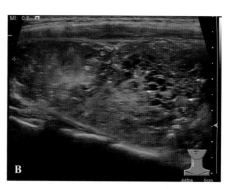

图 7-2-37 病例 37 甲状腺乳头状癌超声表现

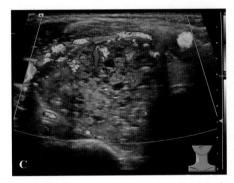
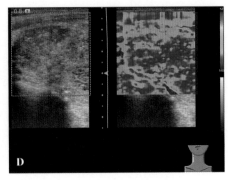

图 7-2-37 （续）

病例38（图7-2-38）

病史：患者女，29 岁，体检发现甲状腺肿物 9 d。

超声检查：甲状腺左叶中段可见大小约 15.2 mm × 13.5 mm × 23.2 mm 低回声实性结节，边缘不规则，内散在多发点状强回声，该结节与甲状腺被膜关系密切，CDFI：内部及周边可见较丰富的血流信号。弹性成像：蓝绿色渲染相间，以蓝色为主，弹性评分：3 分。

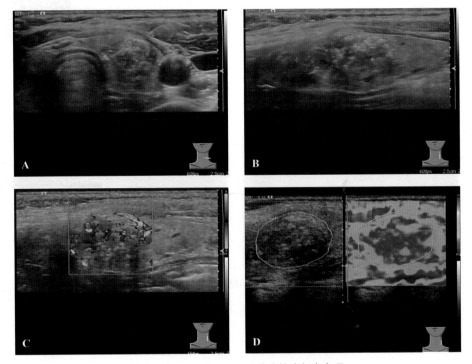

图 7-2-38　病例 38 甲状腺乳头状癌超声表现

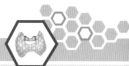

超声诊断：甲状腺左叶实性结节（TI-RADS 分类：4c 类，弹性评分：3 分）。

病理结果：（左叶）甲状腺乳头状癌。

图 7-2-38 动态图

病例39（图7-2-39）

病史：患者女，32 岁，体检发现甲状腺肿物 7 个月余，未予治疗，近日自觉肿物略增大。

超声检查：甲状腺右叶可见大小约 25 mm×16 mm×50 mm 等回声实性结节，边界清晰，边缘光整，周边可见低回声晕，CDFI：周边可见环状血流信号，内部血流信号丰富。弹性成像：蓝绿色渲染相间，以绿色为主，弹性评分：2 分。

超声诊断：甲状腺右叶实性结节（TI-RADS 分类：3 类，弹性评分：2 分）。

病理结果：（右叶）甲状腺滤泡型乳头状癌。

图 7-2-39 动态图

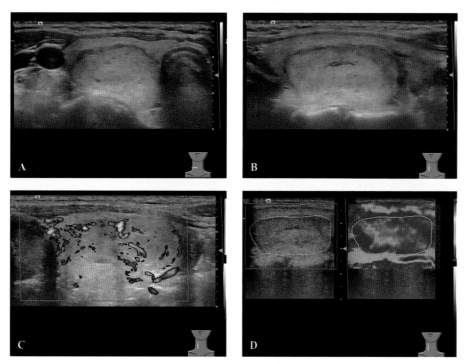

图 7-2-39　病例 39 甲状腺乳头状癌超声表现

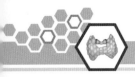

病例40（图7-2-40）

病史：患者男，30岁，体检发现甲状腺肿物10 d。

超声检查：甲状腺左叶中下段近前缘可见大小约10.4 mm×10.2 mm×16.0 mm 低回声实性结节，边缘不规则，内部回声不均匀，可见多发点状强回声，该结节与甲状腺前缘被膜分界不清，CDFI：内部及周边血流信号较丰富。

弹性成像：蓝绿色渲染相间，以绿色为主，弹性评分：2分。

超声诊断：甲状腺左叶实性结节（TI-RADS 分类：4c 类，弹性评分：2分）。

病理结果：（左叶）甲状腺滤泡型乳头状癌，侵及甲状腺被膜。 图 7-2-40 动态图

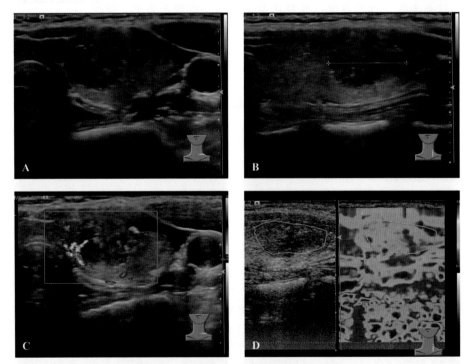

图 7-2-40 病例 40 甲状腺乳头状癌超声表现

病例41（图7-2-41）

病史：患者女，21岁，体检发现甲状腺肿物3年，未予治疗，近日自觉肿物增大。

超声检查：甲状腺右叶中下段近前缘可见大小约 24 mm×17 mm×24 mm 低

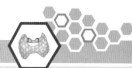

回声实性结节，边缘不规则，内部回声不均匀，内可见多发小囊状无回声及点状强回声，该结节与甲状腺前缘被膜分界不清，CDFI：内部及周边血流信号丰富。弹性成像：蓝绿色渲染相间，以绿色为主，弹性评分：2分。

　　超声诊断：甲状腺右叶实性结节（TI-RADS分类：4c类，弹性评分：2分）。

图7-2-41 动态图

　　病理结果：（右叶）甲状腺滤泡型乳头状癌，侵及甲状腺被膜。

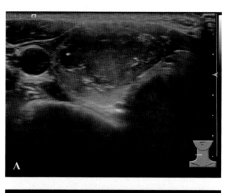
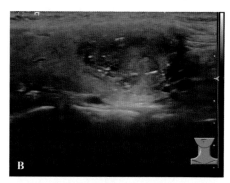
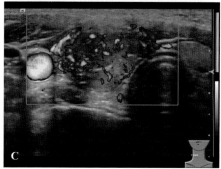
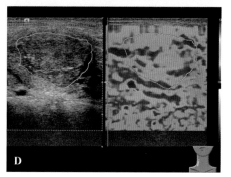

图7-2-41　病例41甲状腺乳头状癌超声表现

病例42（图7-2-42）

　　病史：患者女，34岁，体检发现甲状腺肿物10 d。

　　超声检查：甲状腺右叶中下段近前缘可见大小约11.9 mm×10.5 mm×13.0 mm低回声实性结节，边缘不规则，内部回声不均匀，可见多发点状强回声，CDFI：内部可见稀疏的血流信号。弹性成像：蓝绿色渲染相间，以蓝色为主，弹性评分：3分。

　　超声诊断：甲状腺右叶实性结节（TI-RADS分类：4c类，弹

图7-2-42 动态图

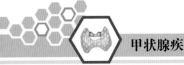

性评分：3分）。

病理结果：（右叶）甲状腺乳头状癌。

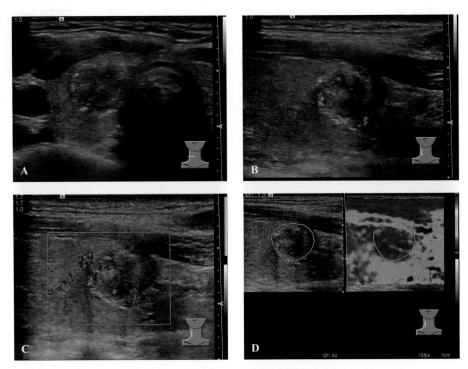

图7-2-42　病例42甲状腺乳头状癌超声表现

病例43（图7-2-43）

病史：患者女，33岁，体检发现甲状腺肿物1年，未予治疗。

超声检查：甲状腺左叶中下段可见大小约12.6 mm×10.5 mm×14.6 mm低回声实性结节，边缘不规则，内部回声不均匀，可见多发点状强回声，CDFI：内部可见稀疏的血流信号。弹性成像：蓝绿色渲染相间，以蓝色为主，弹性评分：3分。

超声诊断：甲状腺左叶实性结节（TI-RADS分类：4c类，弹性评分：3分）。

病理结果：（左叶）甲状腺乳头状癌。

图7-2-43 动态图

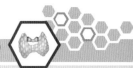

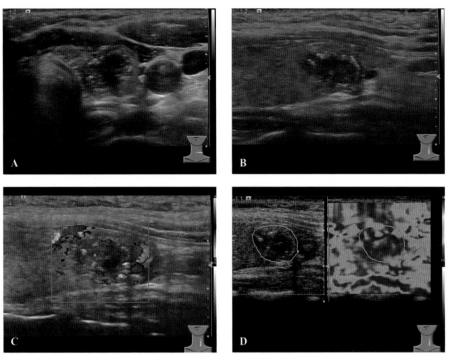

图 7-2-43 病例 43 甲状腺乳头状癌超声表现

病例44（图7-2-44）

病史：患者男，22 岁，体检发现甲状腺肿物 7 d。

超声检查：甲状腺右叶可见大小约 34.4 mm×23.7 mm×27.0 mm 低回声实性结节，边缘不规则，内部回声不均匀，散在多发点状强回声，该结节与甲状腺被膜关系密切，CDFI：内部及周边血流信号较丰富。弹性成像：蓝绿色渲染相间，以蓝色为主，弹性评分：3 分。

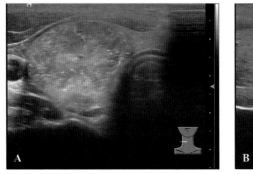
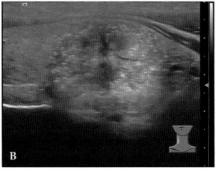

图 7-2-44 病例 44 甲状腺乳头状癌超声表现

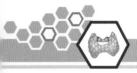
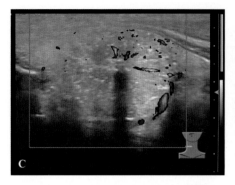
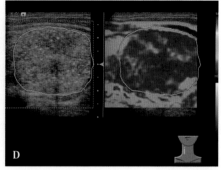

图 7-2-44 （续）

超声诊断：甲状腺右叶实性结节（TI-RADS 分类：4c 类，弹性评分：3 分）。

病理结果：（右叶）甲状腺乳头状癌。

图 7-2-44 动态图

病例45（图7-2-45）

病史：患者女，38 岁，体检发现甲状腺肿物 2 个月余，现自觉肿物增大。

超声检查：甲状腺右叶可见大小约 26 mm×18 mm×53 mm 低回声实性为主结节，实性部分边缘不规则，回声不均匀，可见多发无回声，还可见多发点状及粗大强回声，该结节占据甲状腺右叶大部分实质，与甲状腺前缘被膜分界不清，略外突性生长，CDFI：内部及周边血流信号丰富。

图 7-2-45 动态图

超声诊断：甲状腺右叶实性为主结节（TI-RADS 分类：4b 类）。

病理结果：（右叶）甲状腺乳头状癌，侵及甲状腺被膜。

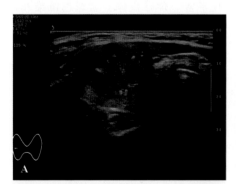
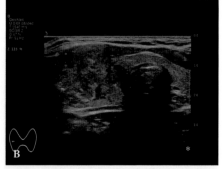

图 7-2-45 病例 45 甲状腺乳头状癌超声表现

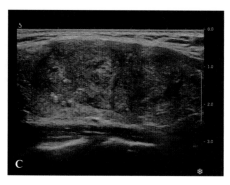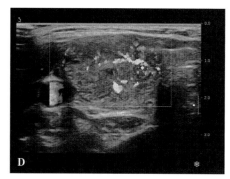

图 7-2-45 （续）

病例46（图7-2-46）

病史：患者女，28 岁，体检发现甲状腺肿物 3d。

超声检查：甲状腺右叶中段近前缘可见大小约 10.2 mm × 7.9 mm × 11.4 mm 低回声实性结节，边缘不规则，内部回声不均匀，可见多发点状强回声，CDFI：内部可见稀疏的血流信号。声辐射力脉冲弹性成像：结节为灰黑色，弹性评分：4 分。

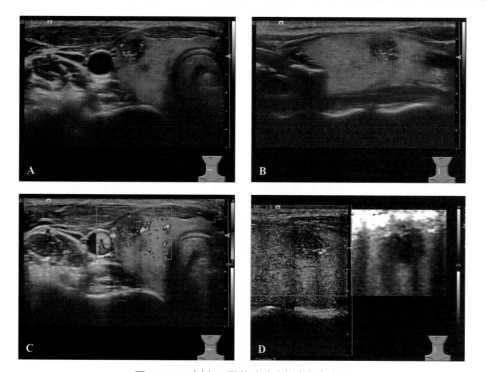

图 7-2-46 病例 46 甲状腺乳头状癌超声表现

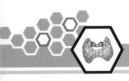

超声诊断：甲状腺右叶实性结节（TI-RADS 分类：4c 类，弹性评分：4 分）。

病理结果：（右叶）甲状腺乳头状癌。

图 7-2-46 动态图

第三节　甲状腺滤泡癌

FTC 起源于甲状腺滤泡上皮细胞，为具有滤泡上皮细胞分化，缺乏乳头状癌核型特征的甲状腺恶性肿瘤，占甲状腺癌的 10% ~ 20%，为第二常见的甲状腺癌。FTC 多见于老年女性，男女比例为 1 : 3，诊断时平均年龄约为 60 岁。其发病机制可能与缺碘、多种癌基因和（或）microRNA 的激活有关，约 80% 的 FTC 伴有 RAS 基因突变。FTC 恶性程度较 PTC 高，更具有侵袭性，可侵袭周围组织及血管，血行转移多见，常见的转移部位为肺脏，其次为骨骼，10% ~ 20% 的患者以肺或骨转移为首发症状。淋巴结转移在 FTC 患者中并不常见，发生率< 10%。

WHO 根据组织学侵犯程度将 FTC 分为 3 种亚型：微小浸润型（仅见包膜侵犯）、包膜内血管浸润型（有血管侵犯，伴或不伴包膜侵犯）及广泛浸润型（甲状腺及甲状腺外组织广泛侵犯）。

仅根据细胞学检查、临床表现及超声表现均很难鉴别甲状腺滤泡性肿瘤的良恶性，但一些超声特征可提示 FTC。

FTC 超声表现为实性肿块；无晕环、晕环不完整或伴有不均匀的厚晕环；FTC 可表现为多结节样生长模式呈葡萄征，又称"结中结"征。内部多为低回声，回声不均匀，常伴钙化。与甲状腺乳头状癌的微钙化相比，滤泡癌的微钙化或粗钙化表现为数量少且散在分布。FTC 也可见周边钙化，常为中断的、厚的周边钙化。FTC 的超声表现有其病理学基础：包膜受到肿瘤细胞的浸润，周围结缔组织反应性增生导致包膜不均匀增厚；"结中结"征反映肿瘤组织浸润性生长与结缔组织增生包绕反复拮抗的病理过程；FTC 滤泡上皮细胞分布相对致密，反射界面少，故肿瘤多为低回声，肿瘤细胞生长迅速，易发生出血、坏死等改变，致其内部回声不均；继发于出血、坏死，引起肿瘤内钙盐沉积，文献报道，相较于微钙化，FTC 更易出现粗大钙化和周边钙化。此外，有学者认为结节大小是滤泡癌的危险因素，> 40 mm 的结节恶性风险增加。

手术切除为 FTC 的主要治疗手段。手术切除范围包括全 / 近全甲状腺切除术，主要依据临床分期、有无颈部淋巴结转移及远处转移。微小浸润型无需预防性淋巴结清扫，包膜内血管浸润型需做半甲状腺切除术，而广泛浸润型则需全甲状腺切除＋术后 ^{131}I 治疗。

病例1（图7-3-1）

病史：患者男，52 岁，体检发现甲状腺肿物 3 d。

超声检查：甲状腺右叶可见大小约 35.0 mm×34.8 mm×43.4 mm 低回声实性结节，边界清晰，边缘光整，呈"结中结"征，内部回声不均匀，可见多发小囊状无回声及点状强回声，该结节占据甲状腺右叶大部分实质，CDFI：周边可见环状血流信号，内部血流信号丰富。弹性成像：蓝绿色渲染相间，以蓝色为主，弹性评分：3 分。

超声诊断：甲状腺右叶实性结节（TI-RADS 分类：4a 类，弹性评分：3 分）。

病理结果：（右叶）FTC。

图 7-3-1 动态图

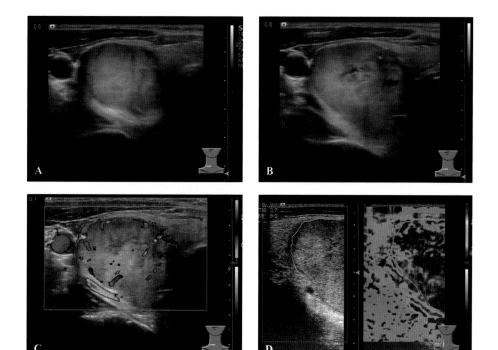

图 7-3-1　病例 1FTC 超声表现

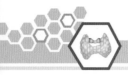

病例2（图7-3-2）

病史：患者女，34岁，发现颈部肿大半月余，既往甲亢病史7年余。

超声检查：甲状腺右叶下段可见大小约7.7 mm×9.0 mm×11.6 mm低回声实性结节，A/T＞1，边缘光整，周边可见厚薄不均的低回声晕，CDFI：内部血流信号较丰富。弹性成像：蓝绿色渲染相间，以蓝色为主，弹性评分：3分。

超声诊断：甲状腺右叶实性结节（TI-RADS分类：4a类，弹性评分：3分）。

病理结果：（右叶）倾向微小浸润型FTC。

图 7-3-2 动态图

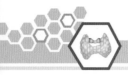

图 7-3-2　病例 2FTC 超声表现

病例3（图7-3-3）

病史：患者女，55岁，体检发现甲状腺肿物3 d。

超声检查：甲状腺左叶可见大小约27.5 mm×25.2 mm×32.5 mm实性为主结

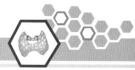

节，边界清晰，边缘光整，周边可见低回声晕，内部回声不均匀，可见多发无回声及粗大强回声，CDFI：周边可见环状血流信号，内部血流信号丰富。弹性成像：蓝绿色渲染相间，以绿色为主，弹性评分：2分。

超声诊断：甲状腺左叶实性为主结节（TI-RADS分类：4a类，弹性评分：2分）。

病理结果：（左叶）FTC。

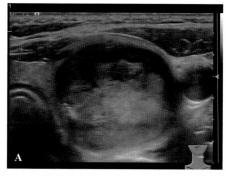
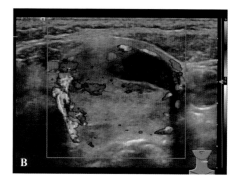
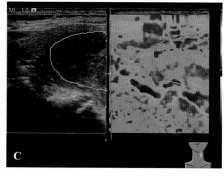

图 7-3-3 动态图

图 7-3-3 病例 3FTC 超声表现

第四节 甲状腺髓样癌

MTC 是一种起源于甲状腺滤泡旁 C 细胞的神经内分泌肿瘤，好发于中老年女性，占所有甲状腺癌的 1%～5%，其恶性程度介于未分化型甲状腺癌与分化型甲状腺癌之间，常伴有降钙素（calcitonin，Ctn）水平增高，易发生淋巴结转移及远处转移。

根据遗传特性，MTC 分为散发性和遗传性，其中散发性 MTC 占75%～80%，遗传性 MTC 占 20%～25%。遗传性 MTC 是一种常染色体显性遗传病，包括多发性内分泌肿瘤综合征 MEN2A、MEN2B 和家族性甲状腺髓样癌（FMTC）。MTC 发病机制与原癌基因 RET 突变显著相关，几乎所有遗传性 MTC 及约 50%

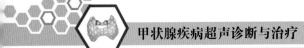

的散发性 MTC 均伴有 RET 基因突变。

因甲状腺滤泡旁 C 细胞主要分布于甲状腺腺叶上部，故结节主要位于甲状腺腺叶中上部。MTC 多为单侧叶单发结节，与多发性内分泌肿瘤（MEN）综合征相关的 MTC 通常为双侧发生及多灶性。

MTC 的超声表现与肿瘤大小相关，肿瘤 < 1cm 时，其恶性特征相对明显，表现为实性、边缘不规则、内部呈低回声或明显低回声、血流不丰富，与 PTC 的声像图特征相似；肿瘤 > 1cm 时，MTC 常表现为良性特征：圆形或椭圆形，边缘光整，A/T ≤ 1，实性或混合性，内部呈低回声或明显低回声，弹性成像显示肿瘤质地较软。MTC 可伴钙化，MTC 的钙化常为粗大钙化，主要是由于局部钙盐被淀粉样物质包裹沉积而成。

研究表明，MTC 肿瘤越大，侵袭性越强，淋巴结转移发生率越高。MTC 早期即可出现淋巴结转移，> 50% 的患者在诊断为 MTC 时存在颈部淋巴结转移。转移性淋巴结的超声表现与 MTC 原发灶相似，表现为边界模糊、回声减低、淋巴门消失。此外，转移性淋巴结常伴粗大钙化也与 MTC 原发灶相似。

血清 Ctn 和癌胚抗原（CEA）水平升高是 MTC 最显著的临床特征。《甲状腺髓样癌诊断与治疗中国专家共识》（2020 版）建议若出现血清 Ctn/CEA 水平异常升高，细针穿刺活检应更积极，穿刺冲洗液的 Ctn 检测及免疫组化染色有助于提高 MTC 的确诊率。

MTC 对传统放、化疗不敏感，手术是目前唯一可治愈 MTC 的方法。C 细胞无促甲状腺激素受体，故 MTC 无需抑制促甲状腺激素。术前应评估所有患者是否合并甲状旁腺功能亢进及嗜铬细胞瘤，若诊断为甲状腺旁腺功能亢进，在甲状腺手术的同时需行甲状旁腺病灶切除；若诊断为嗜铬细胞瘤，在甲状腺切除前需行单侧或双侧肾上腺病灶切除。

病例1（图7-4-1）

病史：患者男，58 岁，体检发现甲状腺肿物 12 d。

超声检查：甲状腺右叶中段可见 14.3 mm × 16.4 mm × 17.8 mm 低回声实性结节，A/T > 1，边缘不规则，内可见多发点状及粗大强回声，CDFI：内部及周边血流信号丰富。弹性成像：蓝绿色渲染相间，以蓝色为主，弹性评分：3 分。

超声诊断：甲状腺右叶实性结节（TI-RADS 分类：4c 类，弹性评分：3 分）。

图 7-4-1 动态图

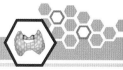

病理结果：（右叶及峡部）甲状腺肿瘤，可疑髓样癌。

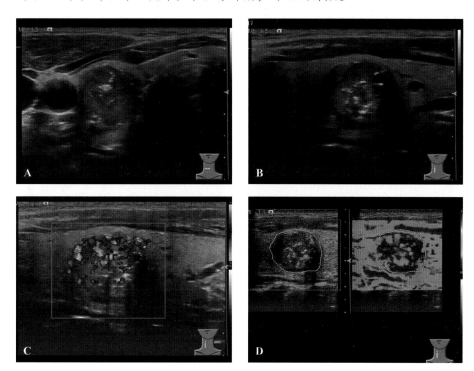

图 7-4-1　病例 1MTC 超声表现

病例2（图7-4-2）

病史：患者男，43 岁，体检发现甲状腺肿物 2 年。

超声检查：甲状腺右叶中上段可见 24 mm×19 mm×33 mm 低回声实性结节，边界清晰，边缘光整，内部回声不均匀，可见多发小无回声区，边缘处可见粗大强回声，CDFI：内部及周边血流信号丰富。弹性成像：蓝绿色渲染相间，以蓝色为主，弹性评分：3 分。

超声诊断：甲状腺右叶实性结节（TI-RADS 分类：4a 类，弹性评分：3 分）。

病理结果：（右叶及峡部）MTC。

免疫组化：CT（+），SYN（+），CD56（+），CgA（+），CEA（+），TTF-1（+），CK（弱+），Tg（－）。

图 7-4-2 动态图

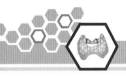

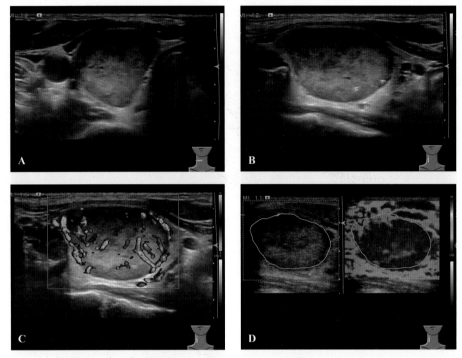

图 7-4-2 病例 2MTC 超声表现

第五节 甲状腺未分化癌

ATC 又称间变性癌或肉瘤样癌，由未分化的甲状腺滤泡细胞构成，是甲状腺癌中恶性程度最高、预后极差的组织学类型。ATC 发病率低，占所有甲状腺癌的 1% ~ 2%。ATC 病因尚不明确，可能与环境、遗传、激素、基因突变等相关。ATC 好发于老年女性，病程进展迅速，极易侵犯邻近组织结构，早期即可发生远处转移，死亡率高，中位生存期为 3 ~ 6 个月。

ATC 组织学起源尚未明确，一般认为可能为分化型甲状腺癌去分化的终末阶段。组织学上可分为肉瘤型、巨细胞型和上皮型，以上 3 种类型可单独出现，也可任意组合出现，其共同形态学特点为有丝分裂高，细胞多形性明显，浸润性生长，常见坏死及血管侵犯。

ATC 典型临床表现为迅速增大、质硬的颈部肿块，常伴有声音嘶哑、呼吸困难及吞咽困难等症状，约 70% 的患者伴有甲状腺周围组织侵犯和淋巴结转移，约 50% 的患者就诊时有远处转移，最常见的转移部位为肺、骨、脑等。

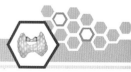

ATC 超声表现为低回声不均匀实性肿块，瘤体较大，多大于 5.0 cm，部分呈融合状，边界不清、边缘不规则，大部分肿瘤浸润甲状腺周围组织。内部钙化多见，可为微钙化或粗大钙化，或两者并存。常伴有颈部淋巴结转移。CDFI 显示血流信号增多，分布杂乱，可见穿支血管。

一旦怀疑 ATC，应行综合影像学检查评估，观察病灶及周围组织结构侵犯情况，为临床提供更多的诊断信息。CT 可评估病灶的密度、钙化、周围组织侵犯及淋巴结转移；MRI 可用于评估肿瘤的最大侵犯范围，尤其食管、肌肉组织、气管及颈动脉血管的侵犯情况；PET-CT 对肿瘤的远处转移、分期、随访复查具有重要价值。

对 ATC 患者，尚无最佳的治疗标准，目前临床治疗方法主要为手术、放化疗等综合治疗。对可切除的 ATC 患者，推荐行甲状腺全切或近全切＋治疗行中央区及颈侧区淋巴结清扫。如果侵犯气管或食管，可考虑行局部区域性切除手术以获得姑息治疗。晚期患者以全身治疗为主，放化疗、靶向及免疫治疗用于无法手术切除的 ATC 患者。

病例1（图7-5-1）

病史：患者女，59 岁，发现颈前肿物 1 个月余，无疼痛，至今肿物逐渐增大。

超声检查：甲状腺右叶大小正常，左叶饱满增大，左、右叶不对称。甲状腺左叶可见大小约 52.0 mm×50.2 mm×65.3 mm 低回声实性占位，边界不清晰，形态不规则，内部回声不均匀，可见多发粗大强回声，该结节占据整个甲状腺左叶，未见正常左叶实质回声，并突向胸骨后方生长，CDFI：内部血流信号丰富。

左侧颈部Ⅲ～Ⅵ区可见多发低回声增大淋巴结，皮质增厚、回声减低，内部回声不均匀，淋巴门结构消失，部分淋巴结相互融合，较大者 16.6 mm×10.0 mm。

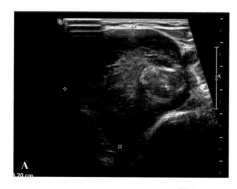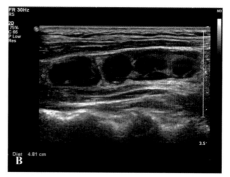

图 7-5-1　ATC 超声表现

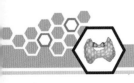

超声诊断：甲状腺左叶实性占位（TI-RADS 分类：5 类）；左侧颈部多发异常淋巴结增大。

病理结果：（左叶）穿刺组织内见恶性肿瘤，可疑 ATC。

第六节　原发性甲状腺淋巴瘤

原发性甲状腺淋巴瘤（primary thyroid lymphoma，PTL）是一种罕见的恶性肿瘤，仅占甲状腺恶性肿瘤的 1% ～ 5%，占所有结外淋巴瘤的 2.5% ～ 7.0%，好发于中老年女性。

PTL 发病机制尚未明确，可能与自身免疫性疾病及慢性炎症相关。研究表明，慢性淋巴细胞性甲状腺炎为 PTL 的高危因素，慢性淋巴细胞性甲状腺炎患者中发生 PTL 的风险为正常人的 60 ～ 80 倍。尽管大多数 PTL 发生在慢性淋巴细胞性甲状腺炎的背景下，但有＜1% 的慢性淋巴细胞性甲状腺炎患者发展为 PTL。有学者认为，自身免疫性疾病激活淋巴细胞分泌自身抗体，进而刺激增生的淋巴组织出现变异、克隆性增殖，最终演变为淋巴瘤。

PTL 组织学类型多样，绝大多数 PTL 为 B 细胞起源的非霍奇金淋巴瘤，其中弥漫大 B 细胞淋巴瘤（diffuse large B-cell lymphoma，DLBCL）为最常见的组织学类型，其次为结外边缘区黏膜相关淋巴组织（mucosa-associated lymphoid tissue，MALT）淋巴瘤。

PTL 临床表现为甲状腺无痛性肿物，短期内生长迅速，可压迫周围组织结构，引起吞咽困难、呼吸困难、声音嘶哑等症状。少数患者可出现 B 型症状，如体重减轻、盗汗和发热。

PTL 超声表现虽不具有特异性，但一些特征可提示 PTL。Ota 等根据肿瘤边界、内部回声及后方回声等超声特征，将 PTL 分为 3 型：弥漫型、结节型和混合型，所有 PTL 典型超声特征为病灶呈低回声或极低回声，伴后方回声增强。弥漫型：通常病灶累及甲状腺双侧叶、甲状腺双侧叶增大，病灶边界不清，呈不均匀极低回声，有时与重度慢性淋巴细胞性甲状腺炎难以区分，后方回声增强可鉴别两者，此外结合无痛性甲状腺肿大、快速生长、吞咽困难、呼吸困难等临床表现有助于诊断弥漫型 PTL。结节型：通常病灶累及甲状腺单侧叶，甲状腺内单发或多发结节样病灶，边界清晰，边缘不光整，呈"花椰菜样"，内部呈低回声、极低回声或类似囊性改变，回声均匀，后方回声增强。结节型 PTL 与未分化型甲状腺癌临床特征相似，但治疗及预后明显不同，故两者鉴别非常重要。未分化型甲状腺癌

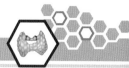

常表现为钙化和囊性变，而内部极低回声及钙化罕见为 PTL 的特征。混合型：表现为甲状腺内多发斑片状低回声病灶，既有结节型又有弥漫型 PTL 的超声特征。

此外，PTL 引起的颈部淋巴结肿大具有典型的超声特征，通常较其他类型甲状腺癌的转移性淋巴结更大、更圆、数量更多，淋巴门细窄、偏心或消失，内部呈极低回声，血流为混合型，即中央型和周围型血流。反应性增生的肿大淋巴结通常长径／厚径≥2，内部回声减低程度不如淋巴瘤，淋巴门居中，可见门型血流。甲状腺癌的转移性淋巴结表现为淋巴结增大，长径／厚径＜2 或呈类圆形，内部回声减低不如淋巴瘤，淋巴门消失，可见高回声区、囊性变或多发微钙化，为外周型血流。

PTL 预后与肿瘤的病理类型、组织学分级及临床分期密切相关。PTL 对化疗及放疗敏感，因此治疗以联合放、化疗为主，当出现压迫症状时，辅以手术治疗。

病例1（图7-6-1）

病史：患者男，79 岁，6 个月前发现颈前肿物，约黄豆大小，无疼痛。2 个月前有压痛，至今肿物逐渐增大，约乒乓球大小。

超声检查：甲状腺右叶大小正常，左叶饱满增大，左、右叶不对称，包膜光整，实质回声粗糙、减低、不均匀。左叶可见大小约 28 mm×27 mm×52 mm 低回声实性占位，边界清晰，边缘欠规则，内部散在条索样高回声，该占位占据甲状腺左叶大部分实质；右叶上段可见大小约 19 mm×11 mm 低回声实性占位，边界清晰，边缘欠规则，内部散在条索样高回声，CDFI：内部血流信号较丰富。

左侧颈部Ⅱ～Ⅴ区可见多发低回声增大淋巴结，皮质增厚、回声减低，淋巴门结构消失，较大者位于Ⅴ区，大小 29.6 mm×16.4 mm。

右侧颈部Ⅲ～Ⅳ区可见多发低回声淋巴结，皮质增厚、回声减低，淋巴门结构消失，较大者位于Ⅲ区，大小 6.4 mm×6.7 mm。

超声诊断：甲状腺左、右叶实性占位（考虑淋巴瘤可能性大）；双侧颈部多发异常淋巴结。

病理结果：（左叶）穿刺组织倾向 EB 病毒相关伴浆母细胞分化的淋巴瘤。

免疫组化：LCA（+），CD79a（+），CD38（+），Bcl-2（部分+），CD21（-），CD3（-），CD20（-），CD10（-），CD30（-），CMYC（-），Bcl-6（-），TdT（-），CYCLIND1（-），MUM-1（-），K167（约80%）。原位杂交：EBER（+）。

图 7-6-1 动态图

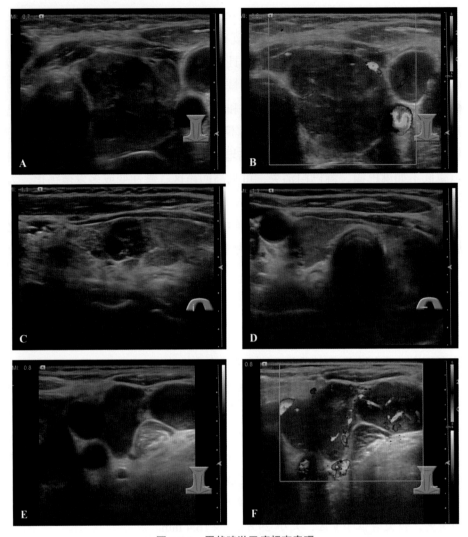

图 7-6-1　甲状腺淋巴瘤超声表现

参考文献

［1］中华人民共和国国家卫生健康委员会. 甲状腺癌诊疗规范(2018年版)[J]. 中华普通外科学文献（电子版），2019, 13(1): 1-15.

［2］中华医学会内分泌学分会, 中华医学会外科学分会甲状腺及代谢外科学组, 中国抗癌协会头颈肿瘤专业委员会, 等. 甲状腺结节和分化型甲状腺癌诊治指南（第二版）[J]. 中华内分泌代谢杂志, 2023, 39（3）: 181-226.

［3］赫捷, 李进, 程颖, 等. 中国临床肿瘤学会 (CSCO) 分化型甲状腺癌诊疗指南 2021[J]. 肿瘤预防与治疗, 2021, 34(12): 1164-1201.

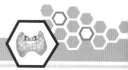

［4］甲状腺细针穿刺细胞病理学诊断专家共识编写组, 中华医学会病理学分会细胞病理学组. 甲状腺细针穿刺细胞病理学诊断专家共识（2023版）[J]. 中华病理学杂志, 2023, 52(5): 441-446.

［5］罗定远, 廖健伟. 甲状腺癌基因检测与临床应用广东专家共识 (2020版)[J]. 中华普通外科学文献(电子版), 2020, 14(3): 161-168.

［6］刘志艳, 王怡. 局部进展期甲状腺分子病理学特点[J]. 中国实用外科杂志, 2023, 43(8): 861-865.

［7］刘志艳. 重视甲状腺肿瘤病理分类在临床诊疗中的应用[J]. 临床与实验病理学杂志, 2023, 39(12): 1415-1419.

［8］王宇, 田文, 嵇庆海, 等. 甲状腺髓样癌诊断与治疗中国专家共识(2020版)[J]. 中国实用外科杂志, 2020, 40(9): 1012-1020.

［9］《指南》推荐血清肿瘤标志物应用于甲状腺癌诊疗[J]. 中国肿瘤外科杂志, 2014, 6(5): 297.

［10］岳林先, 陈琴. 甲状腺影像报告和数据系统的共识与问题[J]. 临床超声医学杂志, 2016, 18(3): 185-188.

［11］周建桥, 詹维伟. 2020年中国超声甲状腺影像报告和数据系统(C-TIRADS)指南解读[J]. 诊断学理论与实践, 2020, 19(4): 350.

［12］李玉姝, 单忠艳, 滕卫平. 《甲状腺结节和分化型甲状腺癌诊治指南（第二版）》解读[J]. 中国实用内科杂志, 2023, 43(11): 884-889.

［13］刘志艳, 王馨培. 2021年国际癌症报告联盟甲状腺癌规范化报告数据集解读[J]. 肿瘤, 2022, 42(1): 44-52.

［14］张波, 徐景竹, 吴琼. 2015年美国甲状腺学会《成人甲状腺结节与分化型甲状腺癌诊治指南》解读: 超声部分[J]. 中国癌症杂志, 2016, 26(1): 19-24.

［15］韦伟, 李朋. 2019年第一版NCCN甲状腺恶性肿瘤治疗指南解读[J]. 临床外科杂志, 2020, 28(1): 31-34.

［16］李小毅. 2015年美国甲状腺学会《成人甲状腺结节与分化型甲状腺癌诊治指南》解读：外科部分[J]. 中国癌症杂志, 2016, 26(1): 13-18.

［17］吴宪吉, 肖思齐, 沈珂羽, 等. BRAF V600E突变与甲状腺乳头状癌临床病理特征关系的研究进展[J]. 中国实验诊断学, 2024, 28(2): 219-223.

［18］彭洋, 孔祥子, 金俊伊, 等. 原发性甲状腺淋巴瘤的诊治进展[J]. 中国普外基础与临床杂志, 2019, 26(3): 380-384.

［19］王凌宇, 韩冷, 孟令俊, 等. 初诊原发性甲状腺淋巴瘤临床病理因素分析[J]. 中国实验诊断学, 2022, 26(2): 180-184.

［20］张盼, 李阳, 鹿麟, 等. 原发性甲状腺淋巴瘤的超声表现[J]. 中国超声医学杂志, 2018, 34(7): 668-670.

［21］李诗鳌, 陆鑫, 姜珏, 等. 超声造影鉴别甲状腺滤泡状肿瘤及其与年龄、性别的相关性分析[J]. 中国临床医学影像杂志, 2023, 34(1): 15-18.

［22］覃业志, 黄伟俊, 李凤, 等. 超声对甲状腺滤泡癌与滤泡腺瘤的鉴别诊断价值[J]. 中国临床医学影像杂志, 2018, 29(8): 590-592.

［23］王炳帝, 隋阳, 吴长君. 超声成像对甲状腺滤泡性肿瘤良恶性诊断的研究进展[J]. 中华医学

超声杂志 (电子版), 2021, 18(9): 898.

［24］阮郑, 盛燕红, 吴晓峰, 等. 超声检查在甲状腺滤泡癌和腺瘤鉴别诊断中的临床价值分析[J]. 医学影像学杂志, 2015, 25(10): 1886-1889.

［25］张晓燕. 甲状腺滤泡癌的超声诊断及进展[J]. 中国介入影像与治疗学, 2012, 9(12): 885-888.

［26］赖兴建, 张波, 姜玉新, 等. 常规超声对甲状腺滤泡肿瘤的鉴别诊断价值[J]. 中国医学科学院学报, 2013, 35(5): 483-487.

［27］张吉臻, 胡兵. 甲状腺滤泡癌的超声声像图特征[J]. 中华医学超声杂志:（电子版）, 2013, 10 (6): 484-488.

［28］刘小丽, 周爱云, 胡美娟, 等. 原发性甲状腺淋巴瘤的超声征象[J]. 中国医学影像学杂志, 2018, 26(7): 512-514, 520.

［29］胡景, 原韶玲. 原发性甲状腺淋巴瘤与甲状腺未分化癌的临床、超声及病理特征对照分析[J]. 中华医学超声杂志（电子版）, 2019, 16(9): 653-659.

［30］李国莉, 杨道华, 臧丽娟, 等. 25例原发性甲状腺淋巴瘤临床病理特点[J]. 临床与病理杂志, 2021, 41(5): 998005-991005.

［31］郭雨芳, 马步云. 原发性甲状腺淋巴瘤的研究进展[J]. 西部医学, 2022, 34(4): 620-624.

［32］赵玲, 商雷, 何岸柳, 等. 超声对原发性甲状腺淋巴瘤与甲状腺未分化癌的鉴别诊断[J]. 中华医学超声杂志 (电子版), 2021, 18(1): 17.

［33］徐文静, 蔡尚, 田野. 甲状腺未分化癌的研究进展[J]. 中国肿瘤临床, 2021, 48（1）：30-34.

［34］Baloch ZW, A sa SL, Barletta JA, et al. Overview of the 2022 WHO classification of thyroid neoplasms[J]. Endocr Pathol, 2022, 33(1): 27-63.

［35］Kabaker AS, Tublin ME, Nikiforov YE, et al. Suspicious ultrasound characteristics predict BRAF V600E-positive papillary thyroid carcinoma[J]. Thyroid, 2012, 22(6): 585-589.

［36］Wienke JR, Chong WK, Fielding JR, et al. Sonographic features of benign thyroid nodules: interobserver reliability and overlap with malignancy[J]. J Ultrasound Med, 2003, 22(10): 1027-1031.

［37］Stein SA, Wartofsky L. Primary thyroid lymphoma: a clinical review[J]. J Clin Endocrinol Metab, 2013, 98(8): 3131-3138.

［38］Walczyk A, Kopczyński J, Gsior-Perczak D, et al. Histopathology and immunohistochemistry as prognostic factors for poorly differentiated thyroid cancer in a series of Polish patients[J]. PLoS One, 2020, 15(2): e0229264.

［39］Chan BK, Desser TS, McDougall IR, et al. Common and uncommon sonographic features of papillary thyroid carcinoma[J]. J Ultrasound Med, 2003, 22(10): 1083-1090.

［40］Tessler FN, Middleton WD, Grant EG, et al. ACR thyroid imaging, reporting and data system (TI-RADS): white paper of the ACR TI-RADS committee[J]. J Am Coll Radiol, 2017, 14(5): 587-595.

［41］Perrier ND, Brierley JD, Tuttle RM. Differentiated and anaplastic thyroid carcinoma: major changes in the American Joint Committee on Cancer eighth edition cancer staging manual[J]. CA Cancer J Clin, 2018, 68(1): 55-63.

［42］Watanabe N, Noh JY, Narimatsu H, et al. Clinicopathological features of 171 cases of primary

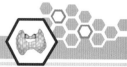

thyroid lymphoma: a long-term study involving 24 553 patients with Hashimoto's disease[J]. Br J Haematol, 2011, 153(2): 236-243.

［43］Moon WJ, Jung SL, Lee JH, et al. Benign and malignant thyroid nodules: US differentiation—multicenter retrospective study[J]. Radiology, 2008, 247(3): 762-770.

［44］Ma B, Jia Y, Wang Q, et al. Ultrasound of primary thyroid non-Hodgkin's lymphoma[J]. Clin Imaging, 2014, 38(5): 621-626.

［45］Liu BJ, Zhang YF, Zhao CK, et al. Conventional ultrasound characteristics, TI-RADS category and shear wave speed measurement between follicular adenoma and follicular thyroid carcinoma[J]. Clin Hemorheol Microcirc, 2020, 75(3): 291-301.

［46］Decaussin-Petrucci M. Prédispositions héréditaires aux tumeurs thyrodiennes de souche folliculaire［Hereditary predispositions to follicular thyroid tumors］[J]. Ann Pathol, 2020, 40 (2) :142-147.

［47］Chng CL, Kurzawinski TR, Beale T. Value of sonographic features in predicting malignancy in thyroid nodules diagnosed as follicular neoplasm on cytology[J]. Clin Endocrinol, 2015, 83(5): 711-716.

［48］Staubitz JI, Musholt PB, Musholt TJ, et al. The surgical dilemma of primary surgery for follicular thyroid neoplasms[J]. Best Pract Res Clin Endocrinol Metab, 2019, 33(4) : 101292.

［49］Chen L, Zhang J, Meng L, et al. A new ultrasound nomogram for differentiating benign and malignant thyroid nodules[J]. Clin Endocrinol (Oxf), 2019, 90(2) : 351-359.

［50］Medici M, Kwong N, Angell TE, et al. The variable phenotype and low-risk nature of RAS-positive thyroid nodules[J]. BMC Med, 2015, 13（1）：184.

［51］Dom G, Frank S, Floor S, et al. Thyroid follicular adenomas and carcinomas：molecular profiling provides evidence for a continuous evolution [J]. Oncotarget, 2018, 9（12）：10343-10359.

［52］D'Avanzo A, Treseler P, Ituarte PHG, et al. Follicular thyroid carcinoma: histology and prognosis[J]. Cancer, 2004, 100(6): 1123-1129.

［53］Haddad RI, Nasr C, Bischoff L, et al. NCCN guidelines insights: thyroid carcinoma, version 2. 2018[J]. J Natl Compr Canc Netw, 2018, 16(12): 1429-1440.

［54］Li W, Song Q, Lan Y, et al. The value of sonography in distinguishing follicular thyroid carcinoma from adenoma[J]. Cancer Manag Res, 2021, 13:3991-4002.

［55］Kuo TC, Wu MH, Chen KY, et al. Ultrasonographic features for differentiating follicular thyroid carcinoma and follicular adenoma[J]. Asian J Surg, 2020, 43(1): 339-346.

［56］Haddad RI, Bischoff L, Ball D, et al. Thyroid carcinoma, version 2. 2022, NCCN clinical practice guidelines in oncology[J]. J Natl Compr Canc Netw, 2022, 20(8): 925-951.

［57］Brito JP, Gionfriddo MR, Al Nofal A, et al. The accuracy of thyroid nodule ultrasound to predict thyroid cancer: systematic review and meta-analysis[J]. J Clin Endocrinol Metab, 2014, 99(4): 1253-1263.

［58］Moon WJ, Baek JH, Jung SL, et al. Ultrasonography and the ultrasound-based management of thyroid nodules: consensus statement and recommendations[J]. Korean J Radiol, 2011, 12(1): 1.

［59］Grant EG, Tessler FN, Hoang JK, et al. Thyroid ultrasound reporting lexicon: white paper of the ACR thyroid imaging, reporting and data system (TIRADS) committee[J]. J Am Coll Radiol, 2015, 12(12): 1272-1279.

［60］Kwak JY, Han KH, Yoon JH, et al. Thyroid imaging reporting and data system for US features of nodules: a step in establishing better stratification of cancer risk[J]. Radiology, 2011, 260(3): 892-899.

［61］Sun H, Zhao X, Wang X, et al. Correlation analysis of risk factors for cervical lymphatic metastasis in papillary thyroid carcinoma[J]. Diagn Pathol, 2024, 19(1): 13.

［62］Kwak JY, Kim EK, Hong SW, et al. Diffuse sclerosing variant of papillary carcinoma of the thyroid: ultrasound features with histopathological correlation[J]. Clin Radiol, 2007, 62(4): 382-386.

［63］Haugen BR, Alexander EK, Bible KC, et al. 2015 American Thyroid Association management guidelines for adult patients with thyroid nodules and differentiated thyroid cancer: the American Thyroid Association guidelines task force on thyroid nodules and differentiated thyroid cancer[J]. Thyroid, 2016, 26(1): 1-133.

［64］Hoang JK, Lee WK, Lee M, et al. US Features of thyroid malignancy: pearls and pitfalls[J]. Radiographics, 2007, 27(3): 847-860.

［65］Ota H, Ito Y, Matsuzuka F, et al. Usefulness of ultrasonography for diagnosis of malignant lymphoma of the thyroid[J]. Thyroid, 2006, 16(10): 983-987.

［66］Zhou JQ, Yin LX, Wei X, et al. 2020 Chinese guidelines for ultrasound malignancy risk stratification of thyroid nodules: the C-TIRADS[J]. Endocrine, 2020, 70(2): 256-279.

［67］Choi SM, O'Malley DP. Diagnostically relevant updates to the 2017 WHO classification of lymphoid neoplasms[J]. Ann Diagn Pathol, 2018, 37: 67-74.

［68］Hassan A, Siddique M, Riaz S, et al. Medullary thyroid carcinoma: prognostic variables and tumour markers affecting survival[J]. J Ayub Med Coll Abbottabad, 2018, 30(4): S627-S632.

［69］Guo QQ, Zhang SH, Niu LJ, et al. Comprehensive evaluation of medullary thyroid carcinoma before surgery[J]. Chin Med J (Engl), 2019, 132(7): 834-841.

［70］Opsahl EM, Akslen LA, Schlichting E, et al. Trends in diagnostics, surgical treatment, and prognostic factors for outcomes in medullary thyroid carcinoma in Norway: a nationwide population-based study[J]. Eur Thyroid J, 2019, 8(1): 31-40.

［71］Hirsch D, Twito O, Levy S, et al. Temporal trends in the presentation, treatment, and outcome of medullary thyroid carcinoma: an israeli multicenter study[J]. Thyroid, 2018, 28(3): 369-376.

［72］PDQ Pediatric Treatment Editorial Board. PDQ Cancer Information Summaries ［Internet］. National Cancer Institute (US); Bethesda (MD): Dec 15, 2023. Childhood Thyroid Cancer Treatment (PDQ®): Health Professional Version.

［73］Rodríguez-Bel L, Sabaté-Llobera A, Rossi-Seoane S, et al. Diagnostic accuracy of 18F-FDG PET/CT in patients with biochemical evidence of recurrent, residual, or metastatic medullary thyroid carcinoma[J]. Clin Nucl Med, 2019, 44(3): 194-200.

［74］Viola D, Elisei R. Management of medullary thyroid cancer[J]. Endocrinol Metab Clin North

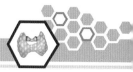

Am, 2019, 48(1): 285-301.

［75］Fiorella C, Carrillo B, Antonio J, et al. Familial medullary thyroid carcinoma: case report and literature review[J]. Rev Fac Cien Med Univ Nac Cordoba, 2019, 75(4): 303-309.

［76］Fuchs TL, Bell SE, Chou A, et al. Revisiting the significance of prominent C cells in the thyroid[J]. Endocr Pathol, 2019, 30(2): 113-117.

［77］Amin MB, Greene FL, Edge SB, et al. The Eighth Edition AJCC Cancer Staging Manual: continuing to build a bridge from a population-based to a more "personalized" approach to cancer staging [J] . CA Cancer J Clin, 2017, 67(2): 93-99.

［78］Weber T. Medullary thyroid carcinoma: why is specialization mandatory? [J]. Visc Med, 2019, 34(6): 419-421.

［79］Kebebew E, Greenspan FS, Clark OH, et al. Extent of disease and practice patterns for medullary thyroid cancer[J]. J Am Coll Surg, 2005, 200(6): 890-896.

［80］Rohmer V, Vidal-Trecan G, Bourdelot A, et al. Prognostic factors of disease-free survival after thyroidectomy in 170 young patients with a RET germline mutation: a multicenter study of the Groupe Francais d'Etude des Tumeurs Endocrines[J]. J Clin Endocrinol Metab, 2011, 96(3): E509-E518.

［81］Rao SN, Cabanillas ME. Navigating systemic therapy in advanced thyroid carcinoma: from standard of care to personalized therapy and beyond [J] . J Endocr Soc, 2018, 2(10): 1109-1130.

［82］Raue F, Frank-Raue K. Update on multiple endocrine neoplasia type 2: focus on medullary thyroid carcinoma [J]. J Endocr Soc, 2018, 2(8): 933-943.

［83］Saltiki K, Simeakis G, Anagnostou E. et al. Different outcomes in sporadic versus familial medullary thyroid cancer[J]. Head Neck, 2019, 41(1): 154-161.

［84］Bartz-Kurycki MA, Oluwo OE, Morris-Wiseman LF. Medullary thyroid carcinoma: recent advances in identification, treatment, and prognosis [J]. Ther Adv Endocrinol Metab, 2021, 12:20420188211049611.

［85］Simões-Pereira J, Capiāto R, Limbert E, et al. Anaplastic thyroid cancer: clinical picture of the last two decades at a single oncology referral centre and novel therapeutic options[J]. Cancers(Basel), 2019, 11(8): 1188.

［86］Nagaiah G, Hossain A, Mooney C J, et al. Anaplastic thyroid cancer: a review of epidemiology, pathogenesis, and treatment [J]. J Oncol, 2011, 2011: 542358.

［87］Zivaljevic V, Slijepcevic N, Paunovic I, et al. Risk factors for anaplastic thyroid cancer[J]. Int J Endocrinol, 2014, 2014:815070.

［88］Ibrahimpasic T, Ghossein R, Shah JP, et al. Poorly differentiated carcinoma of the thyroid gland: current status and future prospects[J]. Thyroid, 2019, 29(3): 311-321.

［89］O'Neill JP, Shaha AR. Anaplastic thyroid cancer[J]. Oral Oncol, 2013, 49(7): 702-706.

［90］Smallridge RC, Copland JA. Anaplastic thyroid canc in oma: pathogenesis and emerging therapies [J]. Clin on Col (R Coll Radiol), 2010, 22(6): 486-497.

［91］Wang HM, Huang YM, Huang JS, et al. Anaplastic carcinoma of the thyroid arising more often from follicular carcinoma than papillary carcinoma[J]. Ann Surg Oncol, 2007, 14(10): 3011-

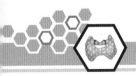

3018.

[92] Davies L, Welch HG. Increasing incidence of thyroid cancer in the United States, 1973-2002[J]. JAMA, 2006, 295(18): 2164-2167.

[93] Venkatesh YSS, Ordonez NG, Schultz PN, et al. Anaplastic carcinoma of the thyroid: a clinicopathologic study of 121 cases[J]. Cancer, 1990, 66(2): 321-330.

[94] Luisa CM, Theresa S, Giancarlo Z, et al. Anaplastic thyroid carcinoma: a study of 70 cases[J]. Am J Clin Pathol, 1985, 83(2): 135-158.

[95] Ambelil M, Sultana S, Roy S, et al. Anaplastic transformation in mandibular metastases of follicular variant of papillary thyroid carcinoma: a case report and review of the literature[J]. Ann Clin Lab Sci, 2016, 46(5): 552-556.

[96] Soares P, Lima J, Preto A, et al. Genetic alterations in poorly differentiated and undifferentiated thyroid carcinomas[J]. Curr genomics, 2011, 12(8): 609-617.

[97] Smallridge RC, Marlow LA, Copland JA, Anaplastic thyroid cancer: molecular pathogenesis and emerging therapies [J]. Endocr Relat Cancer, 2009, 16(1): 17-44.

[98] Sun XS, Sun SR, Guevara N, et al. EP-1030: The role of chemoradiation in anaplastic thyroid carcinomas[J]. Radiother Oncol, 2013, 86(3): 290-301.

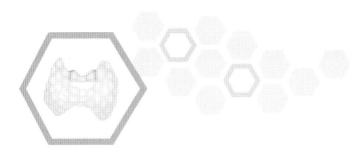

第八章 甲状腺介入超声

介入超声指在实时超声引导或监视下，利用穿刺针、导管等进行操作，完成对各种病变的诊断和治疗的过程。介入超声是现代医学的重要组成部分，近年来已被广泛应用于临床。甲状腺介入超声临床应用主要包括超声引导下结节穿刺活检、结节热消融、囊肿抽液及硬化治疗等。本章主要介绍甲状腺结节穿刺活检和热消融。

第一节 甲状腺结节穿刺活检

我国甲状腺结节发病率持续升高，其中甲状腺癌占 8% ~ 16%，准确诊断甲状腺癌至关重要。超声引导下穿刺活检具有简便、精准、安全、微创的优势，是诊断甲状腺结节的重要手段，可术前明确结节性质，减少不必要的手术及制订合理的手术方案，在甲状腺诊治过程中起关键的决策作用。穿刺方法主要有两种，分别为细针穿刺活检（fine needle aspiration biopsy，FNA）和空芯针穿刺活检（core needle biopsy，CNB）。

术前通过 FNA 和 CNB 可明确甲状腺结节性质，研究表明两者灵敏度相当。FNA 安全、并发症少，但取材标本有限，易诊断不明确，CNB 可弥补上述缺陷，但其出血风险大、并发症多，故临床首选 FNA，CNB 作为 FNA 补充或替代的诊断方法。需要强调的是甲状腺滤泡性腺瘤和甲状腺滤泡癌细胞形态相似，无论 CNB 还是 FNA 病理结果均不能明确诊断，只能依靠手术切除肿瘤进行组织病理学检查。

中国《甲状腺结节和分化型甲状腺癌诊治指南（2023 版）》规范了活检的适应证，建议对超声检查发现直径 < 1.0 cm 的甲状腺结节，需严格把握穿刺活检的指征，对较小结节进行评估处理可能弊大于利。

一、甲状腺FNA

甲状腺 FNA 是利用细针对甲状腺结节进行穿刺，获取病变结节细胞成分进行病理学诊断的方法。超声引导下 FNA 可进一步提高取材成功率及诊断准确率。2023 版指南建议 FNA 为甲状腺结节术前首选的病理诊断方法，并推荐采用甲状腺细胞病理学 Bethesda 报告系统判定 FNA 结果。

FNA 适应证：直径 > 1cm 的甲状腺结节，超声检查有恶性征象者；直径 ≤ 1cm 的甲状腺结节，有恶性征象或伴颈部淋巴结异常者；童年期有颈部放射线照射史；有甲状腺癌家族史或甲状腺癌综合征者；血清降钙素水平异常升高者；^{18}F-FDG PET 显像阳性者。

FNA 采用 22 ~ 25 G 穿刺针，在超声引导下选择安全的进针路径，将穿刺针刺入甲状腺病变结节内或异常淋巴结内。在病灶内反复快速提插穿刺针，完成取材（图 8-1-1）。根据需要，重复穿刺步骤，通常每个病灶穿刺 2 ~ 3 次。穿刺完毕，拔针并适度按压针孔止血。根据需要穿刺后将针头洗脱液保留，用于甲状腺球蛋白、降钙素、甲状旁腺素免疫细胞化学检测或基因分子检测辅助 FNA 诊断。

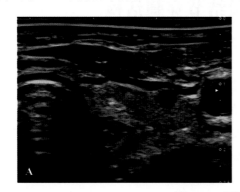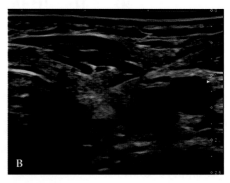

图 8-1-1　甲状腺结节 FNA

二、CNB

超声引导下 CNB 取材标本量大，可进行组织形态学及免疫组织化学检查，弥补 FNA 的不足，为 FNA 细胞学不能诊断甲状腺结节时的补充手段。

CNB 的适应证为细胞学诊断为 Bethesda Ⅰ类或Ⅲ类、考虑为淋巴瘤、转移癌或不能明确分类需要免疫组织化学方法辅助诊断的甲状腺病变。

术前需明确目标结节的数量、位置、血供、重要毗邻结构，选择安全的穿刺

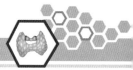

点及穿刺路径。采用液体隔离方法增大目标结节与重要毗邻结构间的距离，营造安全操作空间。一般采用 18 ~ 21 G，长度 10 ~ 15 cm 的活检针。穿刺时必须全程清晰、连续地显示针尖实时位置，避免伤及重要结构。不要对甲状腺包膜进行切割，拔针后充分按压止血。CNB 最常见的并发症是出血，术后及时有效地按压非常重要，必要时延长按压时间，辅助冰敷，并给予止血药。

第二节　甲状腺结节热消融

甲状腺结节热消融治疗是通过影像学引导，将消融针导入病灶内部，产生高热，使病灶在原有的解剖位置上发生不可逆的细胞损伤、凋亡和凝固性坏死，从而达到原位根除或损毁病灶的目的，包括激光消融（LA）、射频消融（RFA）及微波消融（MWA）等方法。与外科手术创伤大，需终身服用替代药物相比，甲状腺结节热消融具有精准安全、疗效确切、手术时间短、颈部无瘢痕、并发症少、保留甲状腺功能等优势。

近年来，热消融已在部分甲状腺良性结节、低危甲状腺微小乳头状癌及颈部转移性淋巴结非外科手术治疗中开展。热消融技术已广泛应用于甲状腺良性结节，但对甲状腺微小乳头状癌及颈部转移性淋巴结需更多循证医学证实其临床远期疗效。

一、甲状腺结节及颈部转移性淋巴结热消融适应证

《甲状腺良性结节、微小癌及颈部转移性淋巴结热消融治疗专家共识（2018版）》指出消融前所有患者均需穿刺活检获得满意的病理结果，并给出甲状腺结节热消融的适应证，现叙述如下：

（一）甲状腺良性结节热消融适应证

需同时满足 1 ~ 3 条并满足第 4 条之一：①超声提示良性，FNA 细胞学病理为Ⅱ类，或术前组织学活检病理证实为良性结节。②患者无儿童期放射治疗史。③患者充分知情情况下要求微创介入治疗，或拒绝外科手术及临床观察。④同时需满足以下条件之一：自主功能性结节引起甲亢症状者；患者存在与结节明显相关的自觉症状（如异物感、颈部不适或疼痛等），或影响美观，要求治疗者；手术后残余复发结节，或结节体积明显增大。

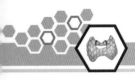

（二）甲状腺微小乳头状癌热消融适应证

需同时满足以下 9 条：①非病理学高危亚型；②肿瘤直径 ≤ 5 mm（对肿瘤四周均未邻近包膜者可放宽至直径 ≤ 1cm），且结节距离内侧后包膜 > 2 mm；③无甲状腺被膜及周围组织侵犯；④癌灶不位于峡部；⑤无多灶性甲状腺癌；⑥无甲状腺癌家族史；⑦无青少年或童年时期颈部放射暴露史；⑧无淋巴结或远处转移证据；⑨患者经医护人员充分告知后，仍拒绝外科手术，并拒绝密切随访者。

（三）颈部转移性淋巴结热消融适应证

需同时满足以下条件：①根治性治疗后，颈部淋巴结再次复发转移者；②影像学提示转移性淋巴结，并经 FNA 证实为转移性淋巴结；③经评估，患者存在手术困难且自身条件不能耐受外科手术或患者主观意愿拒绝外科手术治疗者；④转移性淋巴结 ^{131}I 治疗无效或患者主观意愿拒绝 ^{131}I 治疗者；⑤转移性淋巴结与大血管、重要神经能分离且有足够安全的操作空间。

二、甲状腺结节及颈部转移性淋巴结热消融方法

根据病灶大小、位置制订治疗方案和热消融模式（图 8-2-1）。选取适宜的解剖间隙进行液体隔离。采用移动消融技术或固定消融技术进行治疗。消融大的良性病灶推荐使用移动消融技术，将病灶分为多个小的消融单元，通过移动热源，逐个对单元进行热消融处理。对小的良性病灶或恶性病灶则可使用固定消融技术，将热源固定于病灶中持续将其热消融，并酌情考虑多点消融，恶性者需扩大消融范围以达到局部根治。术后冰袋冷敷并按压 30 min，超声观察有无局部出血。若条件允许，消融后可即刻行超声造影检查评估消融效果。患者需进行长期随访。

图 8-2-1 动态图

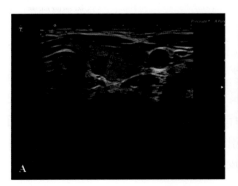
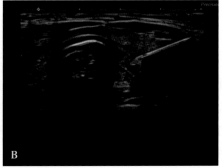

图 8-2-1　甲状腺结节热消融

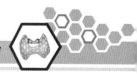

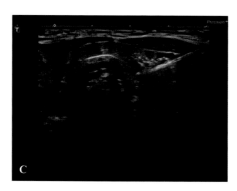
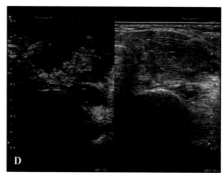

图 8-2-1　（续）

参考文献

［1］陈敏华, 梁萍, 王金锐 . 中华介入超声学[M]. 北京: 人民卫生出版社, 2017: 619-634.

［2］中华医学会内分泌学分会, 中华医学会外科学分会甲状腺及代谢外科学组, 中国抗癌协会头颈肿瘤专业委员会, 等. 甲状腺结节和分化型甲状腺癌诊治指南（第二版）[J]. 中华内分泌代谢杂志, 2023, 39（3）: 181-226.

［3］田文, 孙辉, 贺青卿 . 超声引导下甲状腺结节细针穿刺活检专家共识及操作指南(2018版)[J]. 中国实用外科杂志, 2018, 38(3): 241-244.

［4］葛明华, 徐栋, 杨安奎, 等 . 甲状腺良性结节、微小癌及颈部转移性淋巴结热消融治疗专家共识(2018版)[J]. 中国肿瘤, 2018, 27(10): 768-773.

［5］中国医师协会介入医师分会超声介入专业委员会, 中国医师协会介入医师分会肿瘤消融治疗专业委员会, 中国抗癌协会肿瘤消融治疗专业委员会, 等. 甲状腺良性结节解剖位置分类与热消融风险防控专家共识[J]. 中华医学超声杂志(电子版), 2020, 17(1): 6-10.

［6］熊焰, 李鑫, 梁丽, 等 . 甲状腺粗针穿刺活检病理诊断的准确性评估[J]. 北京大学学报(医学版), 2023, 55(2): 234-242.

［7］马孝芬, 朱天彤, 庄连婷, 等 . 超声引导下甲状腺细针穿刺术的回顾性研究与中断时间序列分析[J]. 中国临床医学影像杂志, 2022, 33(12): 837-841.

［8］沈鑫, 朱云, 黄波涛, 等 . 甲状腺髓样癌的术前诊断: 细针穿刺细胞学联合血清降钙素、癌胚抗原及穿刺洗脱液降钙素的应用[J]. 诊断病理学杂志, 2022, 29(5): 417-422.

［9］王军, 赵新燕, 任杰, 等 . 甲状腺结节常规超声及超声引导下细针穿刺抽吸活检应用的研究进展[J]. 中国药物与临床, 2021, 21(22): 3682-3684.

［10］黄月红, 孙嘉慕, 左忠明, 等 . 超声引导下粗针活检作为首选方法在甲状腺结节诊断中的应用[J]. 中国超声医学杂志, 2022, 38(7): 734-736.

［11］李玉姝, 单忠艳, 滕卫平. 《甲状腺结节和分化型甲状腺癌诊治指南（第二版）》解读[J]. 中国实用内科杂志, 2023, 43(11): 884-889.

［12］郝少龙, 马纪红, 姜立新, 等 . 热消融术在甲状腺结节微创治疗中的应用进展[J]. 中华普通外科学文献(电子版), 2016, 10(1): 77-80.

［13］董娇楼, 刀保细, 李雯, 等. 超声引导经皮微波消融治疗甲状腺微小乳头状癌的临床研究[J]. 中国超声医学杂志, 2023, 39(8): 852-855.

［14］林庭仔, 赵艳娜, 费健. 热消融技术治疗甲状腺微小乳头状癌的现况[J]. 外科理论与实践, 2023, 28(5): 477-482.

［15］朱乔丹, 王立平, 徐栋. 对《甲状腺良性结节、微小癌及颈部转移性淋巴结热消融治疗专家共识(2018版)》的解读[J]. 中华医学超声杂志：电子版, 2020, 17(3): 251-254.

［16］Ha EJ, Baek JH, Che Y, et al. Radiofrequency ablation of benign thyroid nodules: recommendations from the Asian Conference on Tumor Ablation Task Force - secondary publication[J]. J Med Ultrasound, 2021, 29(2): 77-83.

［17］Noel JE, Sinclair CF. Radiofrequency ablation for benign thyroid nodules[J]. J Clin Endocrinol Metab, 2023, 109(1): e12-e17.

［18］Kim EK, Park CS, Chung WY, et al. New sonographic criteria for recommending fine-needle aspiration biopsy of nonpalpable solid nodules of the thyroid[J]. AJR Am J Roentgenol, 2002, 178(3): 687-691.

［19］Lee J, Lee SY, Cha SH, et al. Fine-needle aspiration of thyroid nodules with macrocalcification[J]. Thyroid, 2013, 23(9): 1106-1112.

［20］Raguin T, Schneegans O, Rodier JF, et al. Value of fine-needle aspiration in evaluating large thyroid nodules[J]. Head Neck, 2017, 39(1): 32-36.

［21］Jung CK, Baek JH. Recent advances in core needle biopsy for thyroid nodules[J]. Endocrinol Metab (Seoul), 2017, 32(4): 407-412.

［22］Paja M, Del Cura JL, Zabala R, et al. Core-needle biopsy in thyroid nodules: performance, accuracy, and complications[J]. Eur Radiol, 2019, 29(9): 4889-4896.

［23］Rothberger GD, Cohen M, Sahay P, et al. Method of detection of thyroid nodules: correlation with frequency of fine-needle aspiration and malignancy rate[J]. Head Neck, 2020, 42(2): 210-216.

［24］Jung SM, Koo HR, Jang KS, et al. Comparison of core-needle biopsy and repeat fine-needle aspiration for thyroid nodules with inconclusive initial cytology[J]. Eur Arch Otorhinolaryngol, 2021, 278(8): 3019-3025.

［25］Todsen T, Bennedbaek FN, Kiss K, et al. Ultrasound-guided fine-needle aspiration biopsy of thyroid nodules[J]. Head Neck, 2021, 43(3): 1009-1013.

［26］Aysan E, Guler B, Kiran T, et al. Core needle biopsy in the diagnosis of thyroid nodules[J]. Am Surg, 2023, 89(12): 5170-5174.

［27］Osseis M, Jammal G, Kazan D, et al. Comparison between fine needle aspiration cytology with histopathology in the diagnosis of thyroid nodules[J]. J Pers Med, 2023, 13(8): 1197.

［28］Ha EJ, Baek JH, Lee JH. The efficacy and complications of radiofrequency ablation of thyroid nodules[J]. Curr Opin Endocrinol Diabetes Obes, 2011, 18(5): 310-314.

［29］Xu D, Ge M, Yang A, et al. Expert consensus workshop report: guidelines for thermal ablation of thyroid tumors (2019 edition)[J]. J Cancer Res Ther, 2020, 16(5): 960-966.

［30］Durante C, Hegedüs L, Czarniecka A, et al. 2023 European Thyroid Association Clinical

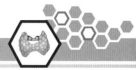

Practice Guidelines for thyroid nodule management[J]. Eur Thyroid J, 2023, 12(5): e230067.

［31］Zhou W, Chen Y, Zhang L, et al. Percutaneous microwave ablation of metastatic lymph nodes from papillary thyroid carcinoma: preliminary results [J]. World J Surg, 2019, 43(4): 1029-1037.

第九章 甲状腺超声TI-RADS分类

甲状腺影像报告和数据系统（thyroid imaging reporting and data system，TI-RADS）是参考乳腺影像报告和数据系统，基于甲状腺结节可疑恶性征象进行分类，用于判断甲状腺结节恶性危险分层的报告和数据系统。TI-RADS 提供完整的词汇来描述甲状腺结节的超声特征，以确定结节的恶性风险及是否需要行 FNA 或超声随访。多个国家及国际放射学会发布了不同版本的 TI-RADS，如韩国甲状腺放射学会的 K-TIRADS，美国放射协会的 ACR-TIRADS 及欧洲甲状腺协会的 EU-TIRADS 等。

在我国，不同医院使用不同版本的 TI-RADS，给临床解读甲状腺超声报告带来很多困扰。此外，甲状腺结节 FNA 在国内尚未广泛开展，甲状腺结节的诊断和治疗过程与发达国家存在许多差异。甲状腺结节治疗方案的选择通常基于超声检查结果，而不是 FNA 结果。为改变这一现状，中华医学会超声医学分会浅表器官与血管超声学组制定既符合中国国情和医疗现状，又与国际接轨的《2020 甲状腺结节超声恶性危险分层的中国指南：C-TIRADS》（简称 C-TIRADS 指南）。

C-TIRADS 指南包括 3 部分内容：甲状腺结节超声成像的质量控制、甲状腺结节的超声词典、甲状腺结节的超声分类系统和处理建议。其基本内容如下：

一、甲状腺结节超声成像的质量控制

超声图像质量是检出甲状腺结节和确定结节恶性风险分层的重要因素。图像质量取决于超声仪器的性能、成像参数的适当调整及超声医师的扫查技能。C-TIRADS 首次对甲状腺结节的灰阶超声、彩色多普勒超声、超声弹性成像和超声造影的参数调节及扫查技巧进行全面规范，有助于甲状腺结节超声成像的质量控制。

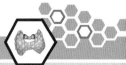

二、甲状腺结节的超声词典

超声词典用于描述甲状腺结节的超声特征。

（一）甲状腺结节灰阶超声成像术语

1. 位置（location）

位置为结节在甲状腺内的空间分布。甲状腺共分为7个区域（每侧叶的上、中、下3个区域，加上峡部）。结节的超声特征可受其位置影响，如峡部的甲状腺乳头状癌通常 A/T < 1。目前结节位置与恶性风险间的关系尚不明确，但有研究表明，上极结节、峡部结节和中部结节为恶性肿瘤的危险因素。

2. 方位（orientation）

方位等同于结节的形态，反映结节长轴与颈部皮肤线间的关系。分为垂直位和水平位。垂直位指在横切面或纵切面上，结节的长轴与颈部皮肤线垂直，结节的前后径＞横向直径或纵向直径，即 A/T > 1；水平位指在横切面或纵切面上，结节的长轴与颈部皮肤线平行，结节的前后径≤横向直径或纵向直径。一般认为垂直位为恶性特征，水平位则代表良性特征，然而恶性结节也以表现为水平位，特别是甲状腺滤泡癌或滤泡型甲状腺乳头状癌。

3. 边缘（margin）

边缘为结节的边界或界限。分为光整、不规则、模糊和甲状腺外侵犯。边缘光整是指甲状腺结节与周围实质分界清楚，呈清晰、平滑、完整的曲线。边缘模糊指结节的边缘难以与周围的甲状腺实质区分。边缘不规则指边缘有毛刺、成角或微小分叶。甲状腺外侵犯指结节侵犯至甲状腺包膜，甚至侵犯邻近组织和（或）血管结构。一般认为边缘光整为良性特征，而边缘不规则和（或）甲状腺外侵犯为恶性特征。

4. 声晕（halo）

声晕为结节周围环绕的低回声或无回声区，分为有声晕和无声晕。研究表明，声晕与结节的包膜或包膜周围的血管相对应。有声晕者根据晕环厚度，分为薄声晕和厚声晕，目前无统一标准区分声晕的厚薄，但有学者将1 mm或2 mm作为阈值；根据晕环厚度的均匀性，分为厚度均匀和厚度不均匀。有研究提出薄声晕为良性结节的特征，恶性结节常缺乏声晕或有厚声晕，甲状腺乳头状癌的声晕厚度不均匀，然而对声晕的诊断价值还存在不同意见。

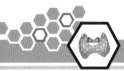

5. 结构（composition）

结构指结节内实性成分和囊性成分的分布。按结节内囊性成分与实性成分的比例分为实性（结节完全由实性成分组成，没有任何囊性成分）、实性为主（实性成分＞50%）、囊性为主（实体成分＜50%）、囊性（结节完全或几乎完全为囊性成分)和海绵状(多个微小囊性成分占据整个结节，无实性区，呈海绵状改变)。实性为可疑恶性超声特征，囊实混合性结节恶性概率低于实性结节，囊性或海绵状结构为良性特征。

6. 回声（echogenicity）

回声为结节的实性成分相对于甲状腺实质及颈部带状肌的回声水平。分为高回声、等回声、低回声、极低回声和无回声。高于、等于、低于甲状腺实质回声分别为高回声、等回声及低回声；低于颈部带状肌回声为极低回声；囊性结节表现为无回声，常伴有后方回声增强。当实性成分回声不均匀时，回声由该结节的主要回声决定。低回声或极低回声为可疑恶性超声特征。

7. 回声质地（echotexture）

回声质地为结节实性成分回声的一致性和多样性。分为均匀和不均匀，回声质地对结节良恶性的诊断价值有限。

8. 局灶性强回声（echogenic foci）

局灶性强回声包括微钙化、彗星尾伪像、意义不明确的点状强回声、粗钙化、周边钙化和无局灶性强回声，同一结节内可出现以上一种或几种局灶性强回声。微钙化为点状强回声，＜1mm，无声影；彗星尾伪像主要由致密的胶体物质引起，通常表现为点状强回声，后方伴混响伪像；意义不明确的点状强回声＜1mm，无声影或彗星尾伪像，难以判断是微钙化、致密胶体物质或其他成分；粗钙化为＞1mm的强回声，通常后方伴有声影；周边钙化指结节周围连续或不连续的环形强回声或超过结节周长1/3的弧形强回声。研究表明，所有类型的钙化均可增加肿瘤的恶性风险，微钙化高度提示恶性，如周边钙化连续性中断，可增加恶性肿瘤的风险。彗星尾伪像出现在囊性结节内时，高度提示结节为良性，而其出现在实性成分内时则不能排除恶性可能。

9. 后方回声特征（posterior features）

后方回声特征指结节后方回声的改变，反映结节的声衰减特征。分为增强、衰减、无改变、混合性改变。关于甲状腺结节的后方声学特征研究较少。恶性结节后方回声衰减的出现率比良性结节高，而淋巴瘤常表现为后方回声增强。

10. 大小（size）

在横断面和纵断面上测量结节的前后径、左右径及上下径，结节的测量应包

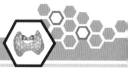

括声晕。结节的大小不是预测或排除恶性病变的依据，但结节大小是决定穿刺活检的重要依据，也是随访过程中的重要评估指标。

（二）其他超声成像技术

1. 彩色/能量多普勒超声

依据结节内血管的空间分布，分为外周血管和中心血管，结节的血管模式有5种组合类型，包括无血管型、外周血管型、外周血管为主型、中心血管为主型及混合血管型，多普勒超声在良恶性结节鉴别诊断中的价值仍然存在争议，多数研究认为血流的阻力指数、收缩期峰值流速和血管分布模式对鉴别良恶性结节意义不大。

2. 超声弹性成像（UE）

甲状腺结节硬度分为质软、质中、质硬3种类型，UE评估甲状腺结节必须以二维灰阶超声特征为基础。一般恶性结节较硬，而良性结节较软。UE在评估甲状腺结节方面具有一定的价值，但其结果尚存在争议，不同UE系统的测量值不能相互参考。

3. 超声造影（CEUS）

甲状腺结节增强的类型包括无增强、点线状增强、轻度增强、中度增强及高增强。CEUS对"木乃伊"结节具有重要诊断价值。

三、甲状腺结节的超声分类系统及处理建议

（一）甲状腺结节的超声分类系统（C-TIRADS）

甲状腺结节的超声分类系统（C-TIRADS）指南中指出位置、声晕、回声质地及后方回声特征不具有诊断价值，而实性、微钙化、极低回声、边缘模糊、边缘不规则或甲状腺外侵犯及垂直位为恶性结节的超声特征，彗星尾伪像则为良性结节的超声特征。

C-TIRADS基于计数方法将分数相加从而进行分类，将上述每项恶性超声特征赋予1分，而彗星尾伪像赋予–1分，计算分值，根据总分值进行结节的恶性风险分层（表9-1-1）。

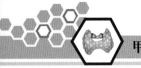

表 9-1-1　基于计数法的 C-TIRADS 分类

结节	分值（分）	恶性率（%）	C-TIRADS 分类
无结节	无分值	0	1 类，无结节
有结节	−1	0	2 类，良性
	0	＜ 2	3 类，良性可能
	1	2 ~ 10	4a，低度可疑恶性
	2	10 ~ 50	4b，中度可疑恶性
	3 或 4	50 ~ 90	4c，高度可疑恶性
	5	＞ 90	5 类，高度提示恶性
	NA	NA	6 类，活检证实恶性

NA: not available

（二）甲状腺结节的处理建议

C-TIRADS 1 类：无需处理。

C-TIRADS 2 类（恶性率为 0）：无需行 FNA。

当结节过大而引起压迫症状或美容问题时，囊性结节可在超声引导下行囊液抽吸或化学消融；囊实性结节可选择外科手术治疗，如活检证实为良性，可行超声引导下热消融术。

C-TIRADS 3 类（恶性率＜ 2%）：无需行 FNA。当结节过大而引起压迫症状或美容问题时，如活检证实为良性，可参考 TIRADS 2 类结节的处理原则。

C-TIRADS 4a 类（恶性率 2% ~ 10%）：结节＞ 15 mm，建议超声引导下行 FNA；多灶性 4a 类结节或紧邻甲状腺包膜、气管、喉返神经，且结节＞ 10 mm 时可考虑超声引导下 FNA；对不紧邻甲状腺包膜、气管、喉返神经，且≤ 10 mm 的孤立结节，可定期随访；当结节过大而引起压迫症状或美容问题时，若活检证实为良性，可参考 TI-RADS 2 类结节的处理原则。

C-TIRADS 4b 类（恶性率 10% ~ 50%）：结节＞ 10 mm，建议超声引导下行 FNA；多灶性 4b 类结节或紧邻甲状腺包膜、气管、喉返神经，且结节＞ 5 mm 时可考虑超声引导下行 FNA，但结节＜ 5 mm 时，应需综合考虑医生的穿刺技能及患者的焦虑程度行超声引导下 FNA；对不紧邻甲状腺包膜、气管、喉返神经，且≤ 10 mm 的孤立结节，在患者充分知情同意的情况下，可密切随访。

C-TIRADS 4c 类（恶性率 50% ~ 90%）：处理建议同 4b 类结节。

C-TIRADS 5 类（恶性率＞ 90%）：处理建议同 4b 类结节。若出现颈部转移

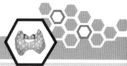

性淋巴结，同侧甲状腺最可疑的结节，不论大小，均需行超声引导下 FNA。

C-TIRADS 6 类（FNA 证实为 Bethesda Ⅵ类的结节；CNB 证实为恶性的结节 ）：根据结节大小和患者意愿，可选择外科手术、热消融治疗或密切随访等处理策略。

参考文献

［1］ 周建桥, 詹维伟. 2020年中国超声甲状腺影像报告和数据系统 (C-TIRADS) 指南解读[J]. 诊断学理论与实践, 2020, 19(4): 350.

［2］ 史宜鑫, 夏蜀珺, 陈林, 等. ACR 2017版甲状腺超声影像与数据报告系统在中国人群中的应用价值[J]. 中国超声医学杂志, 2020, 36(5): 394-397.

［3］ 侯丽鹏, 丁晨阳, 武楚童, 等. 《美国放射学会甲状腺影像报告及数据系统: 白皮书》解读[J]. 河北医科大学学报, 2019, 40(3): 252-257.

［4］ 赵永峰, 杜杰, 胡峰, 等. 3种甲状腺影像报告和数据系统对桥本甲状腺炎背景下甲状腺结节的诊断价值[J]. 中国超声医学杂志, 2023, 39(4): 365-368.

［5］ Zhou JQ, Yin LX, Wei X, et al. 2020 Chinese guidelines for ultrasound malignancy risk stratification of thyroid nodules: the C-TIRADS[J]. Endocrine, 2020, 70(2): 256-279.

［6］ Tessler FN, Middleton WD, Grant EG, et al. ACR thyroid imaging, reporting and data system (TI-RADS): white paper of the ACR TI-RADS committee[J]. J Am Coll Radiol, 2017, 14(5): 587-595.

［7］ Russ G, Bonnema SJ, Erdogan MF, et al. European Thyroid Association guidelines for ultrasound malignancy risk stratification of thyroid nodules in adults: the EU-TIRADS[J]. Eur Thyroid J, 2017, 6(5): 225-237.

［8］ Grant EG, Tessler FN, Hoang JK, et al. Thyroid ultrasound reporting lexicon: white paper of the ACR thyroid imaging, reporting and data system (TIRADS) committee[J]. J Am Coll Radiol, 2015, 12(12): 1272-1279.

［9］ Kwak JY, Han KH, Yoon JH, et al. Thyroid imaging reporting and data system for US features of nodules: a step in establishing better stratification of cancer risk[J]. Radiology, 2011, 260(3): 892-899.